饮食真相

[日] 津川友介　著

杨博荣　译

中国轻工业出版社

图书在版编目（CIP）数据

饮食真相 /（日）津川友介著；杨博荣译. — 北京：
中国轻工业出版社，2021.10

ISBN 978-7-5184-3548-7

Ⅰ. ①饮… Ⅱ. ①津… ②杨… Ⅲ. ①饮食营养学
Ⅳ. ①R155.1

中国版本图书馆 CIP 数据核字（2021）第 118044 号

责任编辑：付　佳　　责任终审：劳国强　　整体设计：锋尚设计
策划编辑：付　佳　　责任校对：晋　洁　　责任监印：张京华

出版发行：中国轻工业出版社（北京东长安街6号，邮编：100740）

印　　刷：艺堂印刷（天津）有限公司

经　　销：各地新华书店

版　　次：2021年10月第1版第1次印刷

开　　本：710×1000　1/16　印张：9.5

字　　数：150千字

书　　号：ISBN 978-7-5184-3548-7　定价：49.80元

邮购电话：010-65241695

发行电话：010-85119835　传真：85113293

网　　址：http://www.chlip.com.cn

Email：club@chlip.com.cn

如发现图书残缺请与我社邮购联系调换

200710S2X101ZYW

前言

"很早之前就想听您讲关于饮食方面的事情了。"

这是几年前我在告诫患者关于饮食方面注意事项的时候，其中一位患者对我说的话。在医院接触到的患者大多都是已经有了某些病症的。也许是癌症，也许是糖尿病。10年前的我与这位患者见面后，对他进行了关于饮食方面的建议。"仅凭建议也不会有太大的改变，但如果那个人的饮食生活因此有所转变，也许就不会受病痛之苦了。"我心里是这样认为的。

人类有足够的食物可供选择。所有人每天都在进行着"吃什么，不吃什么"这一项小小的选择题。在考虑今天的午饭吃什么、晚饭吃什么的时候，究竟是以什么作为判断标准呢？每隔几小时，我们就不得不做出"要把什么食物放在嘴里"这样的持续的选择题。当然，一两顿饭吃得不健康并不会生病，也不会因为一两顿饭吃得很营养马上变得健康。然而每天这项小小的选择，的确会使你渐渐远离疾病，或者渐渐向病魔靠近。

比如，吸烟成瘾的人很大一部分都会知道自己在做伤害身体健康的事情，生病的时候就会很自然地接纳这件事。然而，关于仅靠每日的饮食会不会也是如此呢？很多人对于选择的食物会给自己的身体健康带来积极影响还是消极影响这件事，是不是一直都是印象模糊呢？

因为缺乏正确的信息，他们做出的选择会让自己在不知不觉中向疾病逼近，直到几十年后，患了脑梗死或癌症时才恍然大悟。那样是不是太不幸了？这样的人即使只有一个，我也想要减少他。究竟想要变得健康？还是要生病呢？我希望大多数人都能够有自主选择这个选项的能力。这就是我写这本书最大的理由。

每天吃什么可保持健康真的很重要。然而，即便告诉大家选择什么样的饮食才是正确的，人们也不会轻易改变自己的饮食及生活习惯。人类就是这样的生物。仅靠口述将科学依据解释清楚也并不是一件容易的事。因此，我认为将世界上最优质的科学依据的文章集中并加以解释说明，然后让人们阅读是最好的方法。我希望能够向更多的人传授这些知识。

读过这本书，对于"只吃××就可以变健康"这类的健康书籍，你可能已经不会再有购买的欲望了吧（我希望是这样的……）！如果真是如此，我觉得是一件好事。

信息与资讯会影响我们的世界观和思考方式。世间充斥着与健康饮食有关的各种信息，虽然方便获得并且乍一看也容易照着做，实际上大多没有什么"营养"，有时这些信息如同垃圾食品般腐蚀着我们的健康。

如果我们不吸收这些信息，就会保护自己的健康吧。不去追逐各种具有话题性的、让人有新鲜感的事物，而是让一切回归原点，在这个信息爆炸的时代是一项十分重要的技能。

通过将本书的知识融入我们的日常生活中并注意自己的饮食内容，我希望能有越来越多的人变得更健康。日本国民在全世界应该算是健康意识很高的了，如果了解到关于饮食方面真正正确的知识，我相信日本国民的健康状况要比现在更上一个台阶。当然，如果了解更多科学准确的饮食营养信息，所有人的健康状况都会提高。

读过本书，如果你能够理解经过科学验证的真正对身体有益的食物是什么，我将感到很荣幸。或许这些不算是什么新奇的或者是令人意外的内容，却是能让你变健康的食物。要变健康，或许没有捷径可走。然而，通过这本书，我从心底里期望越来越多的人能不受病痛折磨，健康地度过幸福美满的人生。

2018 年 1 月
津川友介

致谢

请允许我向本书成功发行给予协助的各位表示感谢。本书以回答日常饮食问题的形式与东洋经济新报社社长山崎武俊先生和编辑柳叶智子先生共同撰写。他们提出了许多有见地和尖锐的问题，我也从中获得了编辑专业人士的大力支持。如果没有这两位的支持，这本书是不可能成功出版的。感激之情言之不尽！从本书的组稿阶段开始就邀请辻一郎先生（东北大学大学院医学系公共卫生学教授）和远又靖丈先生（东北大学大学院医学系公共卫生学讲师）进行了仔细审阅，并得到了很多宝贵意见。此外，营养学家村木功先生（大阪大学医学院研究生院公共卫生学系助教），肾脏内科的小松康弘先生（群马大学医学研究生院质量与安全系教授），老年医学医生五反田纮志（洛杉矶退伍军人医院医生），儿科医生洼田祥吾（世界卫生组织老挝办事处子母保健官员），心血管内科的猪原拓先生（杜克大学研究学者）阅读手稿并提出了宝贵意见。没有专家们的支持，本书就不会顺利完成。我的妻子衣林梨对我撰写这本书表示理解与支持，她也多次阅读本书的初稿，并建议我修改得更通俗易懂一些。对此我对妻子衣林梨表示衷心感谢。虽然本书是在多人合作下完成的，但书中出现的所有错误均由作者本人负责。

本书的使用方法

选择了本书的你，一定是健康意识很高的人吧。你是否一边看着各种健康类电视节目和图书，一边关注自己的日常饮食呢？然而令人遗憾的是，我们所能见到的健康信息大多数并没有什么科学依据支持，并且存在许多错误。

在过去，信息本身十分珍贵，也曾有过健康信息难以获取的时代。然而，随着网络时代的发展，这些健康信息变得容易获取，但错误信息也日益泛滥。现如今，将正确的健康信息筛选出来反而变得比过去困难了很多。归根结底，现如今你所深信的健康信息或资讯真的是正确的吗？

乍一看似乎正确，但实际上并没有科学根据，如下所示：

①碳水化合物无益健康，吃多了会发胖。

②β-胡萝卜素和番茄红素有益健康。

③含量100%的果汁有益健康。

回答"yes"的人，请一定要仔细阅读本书。你会有恍然大悟的发现。

"碳水化合物无益健康，吃多了会发胖"，这种说法并不正确。碳水化合物中也有"对健康有益，吃了之后不容易长胖的碳水化合物（优质碳水化合物）"和"对健康无益，吃多了会发胖的碳水化合物（不良碳水化合物）"两类。优质碳水化合物存在于糙米和荞麦等并未经过精加工的茶色碳水化合物类食物中（为便于阅读，后文均用"茶色碳水化合物"代指）。不健康的碳水化合物存在于白米等经过精加工的白色碳水化合物类食物中（后文均用"白色碳水化合物"代指）。

富含β-胡萝卜素的黄绿色蔬菜本身对预防疾病十分有效。然而很多研究表明，摄取从黄绿色蔬菜中提取的β-胡萝卜素制成的营养补充剂，反而会有致癌的风险。目前，并没有番茄红素对人体有害的研究结果，但是对于摄取被提取出来的番茄红素用于疾病预防和降低死亡率的研究结果也未被证明。这是一个很好的例子，说明吃哪种"食物"很重要，但不应受其所含"成分"的束缚。

"含量100%的果汁有益健康"，这种说法也许并不正确。实际上，果汁和未经加工的水果，对健康的影响有很大差异。最新研究表明，果汁喝得越多的人患糖尿病的风险越高，而水果摄取量越多的人患糖尿病的风险越低。在水果中，尤其是吃蓝莓、葡萄、苹果的人患糖尿病的风险较低。而从体重方面来讲，喝果汁的人更容易发胖，吃水果的人不容易发胖。

医生和营养学家并不一定完全正确

有些人可能会想："医生和营养专家是这样说的……"似乎拥有专业资格的人就是完全正确的，但遗憾的是事实并非如此。

因为医学专业并不一定会学习太多有关饮食和营养的知识，医生对于有关饮食的知识一知半解的情况很多。连美国和英国的医学专业也被指责没有花足够的时间来教授有关饮食和营养的知识。在这方面，日本似乎落后了[1]。

营养学家擅长向公众传播"吃这种食物可以使你更健康"的观念。但是拥有能确定该观点建立在科学研究基础之上的正确专业知识（一项称为统计学或流行病学的研究）的人少之又少。

另外，"吃什么对健康有益"这样的信息，很多都是为了促进商品销售。其实很多并没有科学依据的健康信息从侧面上来讲都是作为市场营销的一部分。

由于与食品相关的行业正涌向相关部委进行游说，因此不可否认，即使是由专业机构或官方发布的"指导方针"也很有可能会受到歪曲。

比如说日本，厚生劳动省和农林水产省共同发表的《均衡膳食指南》这样的健康饮食指导中提到：建议每天吃三到五碗米饭。而根据科学研究发现，白米饭一天吃两到三碗就已经有患糖尿病风险的可能性了。（详细请见第三章说明）

农林水产省有必须保护农业的立场。所以从他们的立场看，"白米饭有增加糖尿病的风险。所以最好不要吃太多"这样的话也许很难写出来。实际上，2015年厚生劳动省就曾经将含有加工程度低的糙米和麦子的便当，以及餐馆的菜单上标上了"健康性饮食"的标识。但这样会对精制白米的生产和销售产生影响，所以就把这个标识取消了[2]。而在中国，也对食用谷薯制品给出了"多吃全谷物，少吃精制食品"的建议。

根据当时的情况看来，提出"每天吃三到五碗米饭"这个指导路线也许是正确的。但由于缺乏对最新研究结果的反思，所以说这个指导过时了。"根据厚生劳动省的指导方针……"来解释说明的医师和营养学家虽然有很多，但这不一定是完全正确的。

根据庞大的研究论文结果得出的"终极饮食"

健康意识很高的人们煞费苦心地从电视、网络和书籍中收集到的健康信息大多可能是错误的。不仅努力付诸东流，而且与其所追求的健康背道而驰。这是非常令人遗憾的事情。

哈佛大学等美国顶级研究和教育机构从世界范围收集了大量与饮食和健康有关的科学资料。并在他们的网站主页上发表了一系列有关理想饮食方面的信息。对于这种由大学发表的以科学根据为基础的知识和在日本泛滥的虚假健康信息之间的差距不仅令人惊讶，也让人感受到了一种危机感。

我是医疗政策学者，也是医生。虽然并没有学习饮食和营养学体系化知识，但在哈佛大学读书时，从庞大的论文中掌握了不少科学依据。而自己本身也每日进行以科学依据为基础的研究和科学阐明。我也会对前来就诊的患者解释有关饮食的正确信息。通过向尽可能多的人提供正确的健康信息，希望能为虚假信息泛滥的日本注入一股新风吧！

本书介绍了就健康而言，对目前被认为是"接近正确答案"的饮食进行了解释说明。随着科学的日益进步，未来也许会有更多新的发现。本书以大量的值得信赖的研究结果为基础。所以，在此推荐的内容即使在不久的将来有新的研究结果出现，也不太可能被完全推翻重来。

较之个人的经验谈，证据更加重要

围绕着饮食与健康的争论，我们总是不自觉地将个人经验谈放在优先位置。然而，个人经验基础之上的健康信息，或许对这个人来讲有好的效果，但是对其他人未必如此。同时，以科学证据为基础进行的健康信息归纳，是以庞大的人群作为对象进行客观研究，从而得出结果。较之于个人经验谈，后者提供的保持健康的饮食方法是大有裨益的。

最近，巧妙地使用类似于"最新研究证明""基于各种案例"等语言的模棱两可的信息或商品经常映入眼帘，我们需要引起注意。即使仅为了辨别这些信息的真伪，也请好好利用本书。

首先，请将本书中介绍的饮食方法试着坚持两周。相信你的身体状态会发生明显改变。身体会变得轻快，容易疲倦的状态也会有所改善。

目录

病人、老人、儿童和孕妇的 "终极饮食" 　111

第
一
章

人们
容易误解的常识

1 | 基于科学依据的真正健康的饮食

我目前居住在美国，一年中有几次会回日本。每次回国时令我感到惊讶的是日本有关饮食与健康信息的数量之多。打开电视会看到，就一种食材如何具有"力量"这件事会花一小时来解释说明。如果去书店，会看到书架上摆满了有关健康饮食的书籍。上网搜索有关健康的知识，健康食品的宣传和健康博主也会来轰炸眼球。

拥有大量的健康信息，这一点本身并不是件坏事，但令人感到可惜的是，这些信息中有许多都是不正确的。也可以说许多所谓对健康有益的观点，实际上并没有其所宣扬的那般有效。有关健康饮食的信息虽然很多，但质量让人失望。

• 不可动摇的五类"真正对健康有益的食物"

先从结论来说吧。如果想要长寿，那么以科学研究为指导来摄取正确的食物是最可靠的。在日常生活中进行健康合理的饮食，会降低癌症和脑卒中等疾病的风险，从而获得长寿等有关的研究实际上有很多。

因此，如果真正理解了在科学根据基础上的真正对健康有益的食物，那么面对坊间泛滥的诸如以"最新研究结果表明"等说辞开场的鱼龙混杂的信息时，应该就不会为之所困了。在这一领域的研究数量之多，科学证据也层层累积。因此，仅凭一两句"最新研究"来企图打翻这些结论似乎不是一件容易的事。

大量值得信赖的研究结果表明的真正对健康有益的食物是：①鱼；②蔬菜和水果（果汁和土豆不包含在内）；③茶色碳水化合物[1]；④橄榄油；⑤坚果类。反之，被认为对健康有害的食物是：①红肉（牛肉、猪肉，尤其是火腿、香肠等加工肉制品对身体更有害）；②白色碳水化合物；③黄油等中包含的饱和脂肪酸。

• 白米几乎等同于白糖

在这里先说明一下茶色碳水化合物。它指的是糙米、荞麦（荞麦粉的含量多而小麦粉的含量少的面粉）、使用全麦面粉制成的全麦面包等，还有未经过精加工的碳水化合物食物。而白色碳水化合物指的是精制大米、乌冬面、意大利面及其他使用小麦粉制成的白面包等经过精加工的碳水化合物食物。顺便一提，我们在日常生活中提到的碳水化合物虽然被认为和糖类是一回事，但严格来讲，碳水化合物包括糖类和膳食纤维。也就是说，碳水化合物等于糖类加膳食纤维。一般情况下，茶色碳水化合物的膳食纤维含量比较多，白色碳水化合物的膳食纤维含量比较少。因此，将膳食纤维的量缩减到极致，就可以获得与白糖类似的糖类物质。也就是说，虽然白色碳水化合物并没有白糖那样甜，但在人体中白色碳水化合物与糖类分解、吸收的本质是相同的。

白米的味道如此不同（白米并没有白糖那么甜），因此乍一听可能会感到迷惑不解。从科学角度来讲，你也可以将其视为"白色碳水化合物糖"，无论是吃白米饭还是吃甜点，对人体来讲，都是类似的。（第三章有详细说明）

减少肉和白色碳水化合物的摄入量确实有助于控制体重，但仅仅靠摄入量的减少一定会产生饥饿感。日本也曾有过一段通过减少日常饮食量，并且忍耐饥饿的"锻炼忍耐力的饮食指导"这样的时期。然而，大量科学研究逐渐发现[2]：忍耐并不是一个正确的战略方法。减少饮食的摄取量会造成压力，日积月累总有一天会爆发，大多数会形成反弹性的暴饮暴食。这和减肥反弹是一样的，是不是大多数人都有过类似的经历呢？比起减少饮食量的忍耐饮食指导，将日常饮食替换成更健康的食物或许更有效。

• 减少牛肉、猪肉和白米，增加鱼类和蔬菜

那么，将什么置换成什么是最好的呢？答案非常简单，只要将

对健康有害的食物替换成对健康有益的食物就行。也就是说，减少红肉和白色碳水化合物的摄入，同时将之前所提到的有益健康的五类食物吃到饱就可以了。

在日本《硅谷人改变自我的最强饮食》[1]（日本钻石社，2015年）这样一本书曾经风靡一时，但令人遗憾的是，即使按照书中所写的饮食习惯来执行，也很难让人变得健康。因为这本书里所记载的内容，大多数都是没有科学研究根据的。这本书仅仅是作者戴夫·阿斯普雷（Dave Asprey）将自己感觉能使身体变好的饮食习惯介绍给大家，仅此而已。并不是说按照书里的内容执行就不会生病，或者意味着这种饮食非常健康。虽然写着"历经15年，投入了30万美元"，但投入了大量的金钱和正确的饮食，这完全是两个问题。按照这本书所写的方法执行之后，或许会变得头脑清爽（可能大部分只是心理作用）[3]。需要注意的是，说不定也有增加疾病的风险。

比如说，这本书里提到，推荐将来源于天然牧场饲养牛制成的黄油加入咖啡中饮用。他将黄油和橄榄油作为对身体有益的油来介绍，但实际上并不是这样的。因为经过大量研究证明，虽然同属于油类，橄榄油是对身体有益的油，而黄油却是对身体有害的油[4]。

---

1 中文译名应为《大脑赋能术》。——编者注

• 根据是否对健康有益将食物分为五类

为了方便操作，将所有食物分为五类（见表1-1）。经过多项研究证明对健康有益的食物为第一大类，而经过多项研究表明对健康有害的食物为第五大类。这样的话，你可以非常明确地看到我们每天吃的大多数食物都属于中间组（第二至第四类）。

表1-1　对健康产生不同影响的五大类食物

分类	说明	食品举例
分类一	多数值得信赖的研究报告证明对健康有益的食物	①鱼，②蔬菜和水果，③茶色碳水化合物，④橄榄油，⑤坚果类
分类二	可能对健康有益的食物。少数研究中指出其对健康有益的可能性	黑巧克力、咖啡、纳豆、酸奶、醋、豆浆、茶
分类三	并没有明确研究表明对健康有益还是无益	大多数食物
分类四	可能会对健康有害的食物。少数研究指出了对健康有害的可能性	蛋黄酱、人造黄油
分类五	多数值得信赖的报告和研究表明对健康有害的食物	①红肉（牛肉、猪肉，不含鸡肉）和加工肉（火腿、香肠等），②白色碳水化合物（含有土豆），③黄油等饱和脂肪酸

注：这里的"健康"指的是生病的风险和死亡率。茶色碳水化合物指的是未经过精加工的碳水化合物，白色碳水化合物是指经过精加工的碳水化合物。虽然比分类一中其他食物的证据稍弱，但是豆类也可以包含在分类一里。

大家几乎每天都能从各媒体中看到"根据最新研究表明，发现它对身体有这样的好处"的食物，而它们基本都属于第二类。

也就是说，虽然有一两点研究表明对健康有好处，但是否真的属于对健康有益的食物，并无法言之确凿。几个月后，说不定对同一食物，又有"根据最新研究表明对健康有不良影响"的相反消息。实际上这种案例已屡见不鲜。

这种喜忧参半的"保质期短的健康信息"并没有什么意义。虽然会有新奇感和话题性，但要想真正对健康有益，在日常饮食中摄入食物最好是经过长期研究证实的有益食物，这样才能真正谓之"保证健康"。

顺便说一下，土豆并不属于蔬菜类，而属于白色碳水化合物。人们一直把土豆当蔬菜，但从这个分类上来讲，它并不属于蔬菜。土豆很可能会变成炸薯条和炸薯片这种不健康饮食的代表。根据研究表明，它也与糖尿病和肥胖风险等相关联。

在此说明，坚果类指的是树木的果实，比如美国杏仁、核桃、腰果等。而大家所熟知的花生，并不是树木的果实，而是豆类的一种。最近研究指出，花生也和其他坚果一样，对健康有益[5]。与坚果相比，花生更加便宜，对于不想在健康管理上花太多钱的人来讲，积极摄入花生是个很好的选择。

• 在能力方面"水平"很重要

专家口中的科学依据为"证据",是有高低水准分类的,最可靠的证据被描述为"强证据",而不太可靠的证据被描述为"弱证据"。将来,熟练使用"证据"一词的可疑信息和产品的数量将会增加。在这种情况下,希望大家掌握以下判断方法。医学研究可以大致分为两类:随机对照试验和观察性研究。一般情况下,从随机对照试验获得的研究结果具有较高的证据水平。

①随机对照试验:使用抽签的方法将待研究的人群划分为完全相同的两组[6],其中一组食用看上去对健康有益的食物,而另一组并不摄取这类食物。除了他们的食物摄取方法,这两组在其他方面都是相同的或具有可比性。用这种方法我们可以详细地评估食物对健康的影响。

②观察性研究:在一个小组中收集饮食数据,查找和分析消耗大量特定食物的小组和没有消耗特定食物的小组。在数年(甚至数十年)之后,评估两组患者的疾病发生情况或死亡率。经常吃一种食物的人可能也有不同的饮食习惯、锻炼习惯、健康意识等[7]。尽管许多研究使用统计学方法来消除其他因素的影响,但并不是所有混杂因素都可以除去,而且仅凭食物可能很难看清效果。因此与随机对照试验相比,它的可信度差很多。

●"最强"的证据

虽然随机对照试验比观察性研究具有更强有力的证据，但实际上还有"最强证据"。最强证据是通过称为"系统评价"的研究方法得出的结果。系统评价是指将多个可靠研究结果整合在一起的统计方法。

不可否认的是，一项研究可能仅仅是被该特定人群或群体认可的模式。但是，如果10~20项研究证明饮食和健康之间存在相似的联系，那将是非常可靠的。以这种方式整合多个研究的研究方法称为系统评价。

系统评价有两种类型，一种是总结了多个随机对照试验，另一种是总结了多个观察性研究，前者具有更强的证据。有时，与整合多个观察性研究的系统评价相比，单个随机对照试验提供的证据更充分。换句话说，总结多个随机对照试验的系统评价可以说是"最有力的证据"[8]。

需要注意的一点是，系统评价的结果是否有力，取决于其基础研究的质量[9]。如果其纳入的基本是漏洞百出的随机对照试验和观察性研究，那么通过系统评价方法总结出的结论自然也无法称之为"强有力"。因此，为了确保证据的可靠性，纳入的研究本身必须要有足够的信赖度才行。证据级别见图1-1。

通常，第22页表1-1的第一组包括经过系统评价或随机对照试验证明是健康的食物。第二组是包括一些观察性研究表明对健康有益的食物。依这种方式来讲，第一组（经科学证实的对身体有益的食物）和第二组（一种可能很好但尚未经过科学证明的食物）之间的区别就显而易见了！

图1-1　证据分级

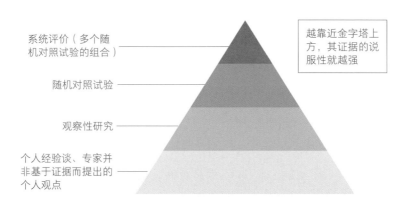

系统评价（多个随机对照试验的组合）

随机对照试验

观察性研究

个人经验谈、专家并非基于证据而提出的个人观点

越靠近金字塔上方，其证据的说服性就越强

资料来源：Guyatt et al.（2015）作者以此为基础制成。

顺便说一句，本书的目的是解释哪种饮食可以减少脑卒中、心肌梗死和癌症等疾病，并在保持健康的同时延长寿命。节食不是本书的主题（尽管可能涉及很多人，所以我将在本章的专栏中对此进行说明）。根据本书，你可以通过改变日常饮食来减少动脉粥样硬化和癌症的风险。因此，如果你想由内而外地真正变"美"，那么这本书特别适合你。

• 关于"终极饮食"的注意事项

关于如何解释本书所述的科学证明的"终极饮食",这里需要注意三点。

①这本书不是一本概述和解释饮食科学依据的"百科全书",而是一本解释科学依据的书。我将自己研究证实健康的食物纳入日常饮食,并以通俗易懂的语言进行解释。遗憾的是,没有足够的证据回答所有饮食问题,未知的问题仍有很多。关于没有(或证据不足)证据的领域,则根据医疗机制补充了"可能做到"的内容。我非常仔细地写了出来,以便帮助大家区分证据的确定部分和补充内容。

②虽然说加工肉制品、红肉、白色碳水化合物等对身体有害,但我并没有主张"禁止食用"!我认为每个人都应该充分了解食物的优缺点,然后选择适合自己的饮食。对于喜欢甜食的人来说,吃甜食可以使他们快乐并增加幸福感。对于他们来说,无糖生活可能是健康的,却不可能是快乐的。因此保持幸福感与健康的平衡,选择每天吃适量甜食可能是一个合理的决定。但是,为了证明这种饮食的合理性,我并不建议将其解释为"少量甜品对健康没有负面影响"。这样扭曲的科学证据很有可能会误导他人。

③根据是否运动以及运动方式不同,应选择的有益食物的内容

也会发生变化。也就是说，那些精力旺盛、在体检中一切正常的运动员与忙于工作、很少运动的人之间，其所适合的饮食自然有所不同。例如，当提及白色碳水化合物时，经常运动的人适当摄入并没有问题（尽管没有足够充分的证据表明），但是运动几乎为零的人最好减少摄取量。

2 不要被食物中的"成分"所欺骗

提到吃的东西时，有两种类型："食物"（例如肉类和蔬菜）和"成分"（例如番茄红素和钙）。过去曾经有过研究"成分"如何对身体有益的一段时期，而最近又有了"食物很重要，而成分并不是那么重要"的说法。请不要将食物和成分混为一谈（见表1-2）。

以水果为例：水果是"食物"，例如苹果和柑橘类水果，但它们同时包含维生素C和糖分的"成分"。一些减少糖分摄入的减肥方法中提到水果中的果糖含量较高，为了防止发胖应避免食用。但从"健康饮食"的角度来看这并不正确。这是由于只关注"成分"引起的误解。

表1-2　食物和成分的不同

食物（重要）	成分（不重要）
猪肉	蛋白质、维生素B$_1$
番茄	番茄红素、维生素C、糖分
南瓜	β-胡萝卜素、维生素C、糖分
葡萄	糖分、多酚（花青素）
白米	糖分、蛋白质

虽然水果中所含成分"果糖"会提高人体的血糖值，好像并不是很健康，但就水果本身而言，它是一种健康食物，也有充分的证据证明。耶鲁大学预防医学中心的戴维·卡茨（David Katz）说："这些都是由于过于将注意力放在食物成分上，真正的营养食物反而被忽视从而导致的失败。"如果单纯摄入从水果中提取的果糖，则血糖水平将会有显著升高，但是如果食用整个水果，则血糖水平并不会有大幅提升[1]。如此一来，即使摄入果糖的量相同，由于摄入的内容不同，对血糖水平的影响也会有所差异。因此，饮食内容取决于你是注重于"食物"还是"成分"。

• "成分信仰"的陷阱

关注食物中的成分并将食物仅作为成分的总和进行处理的想法称之为"营养至上主义"。这是2002年墨尔本大学创造的一个词[2]。当它被美国加州大学伯克利分校教授迈克尔·波兰（Michael Polan）在《捍卫食品》（In Defence of Food）[3]（2009年）中引用时，它就在美国广泛传播开来。

波兰在他的书中指出，他的饮食和营养发现可以方便地解释并用于盈利企业的营销手段。每当日本电视节目中出现番茄红素之类的新"成分"时，与其相关的食品都会在超市销售一空。这种现象称之为"营养至上主义"也不为过吧！

请仔细思考一下，电视媒体和食品行业的最主要目的是使所有人变健康吗？还是通过新颖、有话题性的内容来提高收视率和销售业绩才是其最终目的呢？不要忘记，用"成分"这一说法来引起消费者的兴趣其实大部分只是为了市场营销而已。

有了"预防生活习惯病"和"减肥"等想法从而关注健康饮食时，总体上应着重于食物内容和饮食习惯，而不是其"成分"。

• β-胡萝卜素会增加患癌风险

20世纪90年代左右，富含β-胡萝卜素的饮料风靡一时的时代应该有很多人都还记得吧？然而你是否注意到这些富含β-胡萝卜素的饮料最近已经渐渐退出曾经活跃的舞台了？这可能不只是流行的问题。我认为，β-胡萝卜素饮料逐渐消失不见的原因很有可能是因为有研究表明：含β-胡萝卜素的饮料不仅对健康无益，反而可能有害。

20世纪70年代之前，调查生活方式与癌症发展之间关系的研究认为，食用大量黄绿色蔬果的人胃癌和肺癌的发生率较低，所以人们认为是这些蔬果中富含的β-胡萝卜素起到了预防作用。然后，20世纪90年代，对吸烟者和接触石棉的人群进行了一项随机对照试验，以评估β-胡萝卜素和维生素A营养补充剂的效果。

试验结果是：β-胡萝卜素（维生素A）不仅不能预防肺癌，反而会增加肺癌风险[4]。如果按照原计划继续进行这项研究，就超出了伦理范围，所以试验被迫中断。不仅如此，β-胡萝卜素还会增加死亡率和心肌梗死的风险[5]。并且随后的研究表明，β-胡萝卜素对女性的健康危害可能要大于男性。

关于β-胡萝卜素还进行了许多其他研究。根据结合多个随机对照试验结果的系统评价，服用β-胡萝卜素补充剂会使膀胱癌的发生率增加约50%[6]，而吸烟者罹患肺癌和胃癌的风险增加10%～20%[7]。

而且，服用β-胡萝卜素营养补充剂会使死亡率增加约7%[8]，并且可能增加饮酒者的脑出血风险[9]。

从这些发现中得知，吃黄绿色蔬菜可以降低患病风险，但摄入从中提取的β-胡萝卜素不仅不会变健康，反而可能会增加患病风险[10]。这些研究使人们认识到了对健康而言，关注"食物"比"成分"更为重要。

• **番茄红素对身体有益吗**

大部分人可能已经从各种媒体中见到或听到过"番茄中因含有

大量的番茄红素所以对身体有益"等信息吧？然而番茄红素真的对身体有好处吗？实际上，如β-胡萝卜素的例子，番茄作为食物，对身体是有好处的（因为蔬菜有益于健康，但并没有番茄对健康尤其有益的证据）。番茄红素是一种成分，并没有证据表明它对身体有过多好处。

确实，在测量血液中番茄红素的浓度时，有一项研究结果表明该值与癌症和心肌梗死有关。但没有证据表明提取番茄红素并将其作为营养补充剂可有效预防癌症和心肌梗死并降低死亡率（对于降低LDL胆固醇等可能是有效的，但没有实例证明可以真正预防疾病）。它可能比β-胡萝卜素好一些，但说不定与β-胡萝卜素一样，在未来的研究中又得出了实际上有害健康的结论。到目前为止，尚无证据表明番茄红素对健康有益，因此拼命服用番茄红素来保持健康的方法可能并不需要。

• "成分"并不重要

话又说回来，若想保持健康，你要做的就是选择对自己有益的食物，而不是成分。是黄绿色蔬菜本身对人体有益，而不是其所含的诸如β-胡萝卜素和番茄红素的"成分"。也就是说，对健康饮食而言，番茄富含番茄红素和胡萝卜富含β-胡萝卜素这件事显得并没那么重要。日常谈话中经常出现"β-胡萝卜素"和"番茄红素"

等词有可能是日本的独有现象。欧美国家的在日常对话中很少听到这些术语。保持健康的关键是不要被β-胡萝卜素或番茄红素所迷惑而大量食用同一种蔬菜，而应该是每天食用多种多样的蔬菜和水果。

饮食与体重的关系

在这本书中，健康饮食被定义为"不易生病且可以使人更长寿的饮食"。这是因为我认为许多人在研究饮食时都是以不想生病为出发点。但是，对于一些因为要减肥而改变饮食习惯的人来说，减肥比不生病更重要。坊间虽然流传着很多"减肥食谱"的信息，但是其中大多数都是没有科学依据的个人经验谈。

在日本，"限制糖分摄入饮食"非常流行。尽管减少碳水化合物摄入是种简单而有吸引力的做法，但限糖饮食并不一定会瘦。这是因为在碳水化合物中存在"易胖碳水化合物"和"易瘦碳水化合物"。

比起热量，摄入的食物内容更重要

哈佛大学公共卫生学院[1]的研究人员对于那些尝试节食且仅关注热量的人们敲响了警钟。根据最新研究[2]，对于饮食而言，质量与分量同样重要。换句话说，不仅要消耗热量，还要看摄取什么样的食物。

饮食大致可分为三类：蛋白质、碳水化合物（糖类）和脂质。蛋白质和碳水化合物每克可提供4千卡热量，而脂质每克提供9千卡热量。乍一看，如果想通过节食减少热量，减少脂肪摄入量似乎是合理的，因为在相同体重下，脂质提供的热量是碳水化合物、蛋白质的两倍多。基于该想法，过去认为可以通过减少饮食中的脂肪含量（低脂饮食）减肥。

但是，根据一项随机对照试验发现[3]，受试者被随机分配到低脂饮食和高脂饮食中，结果低脂饮食和高脂饮食之间体重变化并没有显著差异[4]。由此可见，低脂饮食并不一定就是"易瘦饮食"。

易瘦碳水化合物

最近，有人建议减少饮食中碳水化合物的量可能有助于减肥。该法也被称为"阿特金斯饮食"，因为它是由美国医生罗伯特·阿特金斯在1972年的《饮食革命》中提出的。有人又称为"限糖饮食""低碳饮食"或"生酮饮食"。所有这些饮食方法都在不同程度上尝试通过减少碳水化合物的量来减轻体重。那么，我们可以通过减少饮食中的碳水化合物减轻体重吗？实际上该想法并不正确。

当然，如果仅比较碳水化合物摄入量，碳水化合物摄入量低的人在随机对照试验中体重确实有所减轻。

但这些人并没有意识到，重要的不是碳水化合物的量，而是消耗的碳水化合物的种类。换句话说，虽然精制碳水化合物（白色碳水化合物）如白米和拉面会导致体重增加，但研究结果表明[5]，食用未精制的碳水化合物（茶色碳水化合物）如糙米和荞麦面并不会增加体重。

那么，让我们看一下饮食内容和体重变化之间的关系吧！

2011年，哈佛大学的研究人员追踪了12～20年约12万名美国人，并观察研究了其饮食内容是如何影响体重的[6]。结果如图1-2所示。常吃白色碳水化合物的人体重增加了，而吃茶色碳水化合物的人体重逐渐减轻。

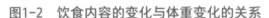

图1-2 饮食内容的变化与体重变化的关系

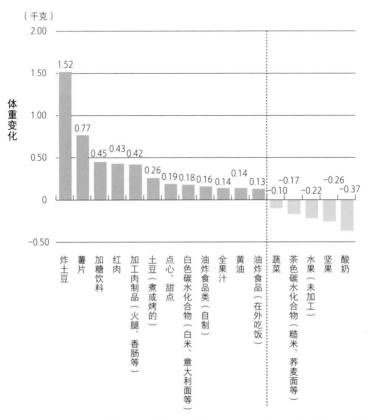

（千克）

体重变化

纵轴值
2.00
1.50
1.00
0.50
0
-0.50

体重增加的人摄取的食品   体重减少的人摄取的食品

数据标签：1.52　0.77　0.45　0.43　0.42　0.26　0.19　0.18　0.16　0.14　0.14　0.13　　-0.10　-0.17　-0.22　-0.26　-0.37

横轴类别（自左至右）：
炸土豆／薯片／加糖饮料／红肉／加工肉制品（火腿、香肠等）／土豆（煮或烤的）／点心、甜点／白色碳水化合物（自制）／油炸食品类（白米、意大利面等）／全果汁／黄油／油炸食品（在外吃饭）／蔬菜／茶色碳水化合物（糙米、荞麦面等）／水果（未加工）／坚果／酸奶

注：图中纵轴表示4年间体重发生了多少变化（为食物摄入量每单位的变化）。以上食物均为统计学上与体重密切相关的食物。另一方面，与体重关系不大的食物并未标出，如奶酪、牛奶、苏打水等。

资料来源：Mozaffarian et al.（2011）作者以此为基础制成。

常吃薯条的人会发胖

常吃土豆、红肉，以及喝含糖饮料（主要指的是含糖的碳酸饮料等，不含糖的零度可乐不包括在内）、果汁等的人体重会明显增加。相反，常吃蔬果、酸奶的人体重会减轻。

那么吃香蕉、苹果等含糖量多的水果又如何呢？实际上，根据水果的种类与体重变化之间关系的研究表明[7]，香蕉、苹果摄入量多的人，体重反而明显减轻。我们也可以认为与种类影响不大，大多数水果都对减肥有益。

需要注意的是，这个只是通过观察性研究得出的结论，实际上水果的摄入与体重的变化之间是否有直接的因果关系并没有很明确的研究证明。这是一项饮食内容的变化（减少还是增加）与体重会随之如何变化之间的关系性的调查研究。换句话说，吃这些并不意味着这些食物能减肥（或增重），而是那些减肥（或增重）的人会食用更多这些食物。重要的发现是白色碳水化合物和茶色碳水化合物之间的关系与体重变化相反。

通过随机对照试验我们究竟知道了什么？例如，已经有多个随机对照试验进行了有关坚果的研究，尽管吃坚果的人群比没有吃坚果的人群可能减重更多，但是两组之间并不认为有显著差异[8]。

可以说，吃高热量的坚果不会使你发胖（它往往会减轻体重），但是仍然不能断言可以通过吃坚果来减肥。

减少的碳水化合物的部分应该通过吃什么来补足

即使每克碳水化合物提供4千卡热量，吃白米的人更容易胖，而吃糙米的人则更容易瘦。即使具有相同的热量，喝果汁的人也比吃水果（未加工的）的人更容易胖。从这些信息中可以了解到，消耗热量的来源（即热量的"质量"）比消耗的热量"数量"更为重要。

在坊间流行的限糖饮食中最大的问题是，减掉的碳水化合物的部分通过吃什么来补足，这一点通常会被误导。如果得到了"虽然减少碳水化合物的摄取量但是你可以随便吃牛排、烤肉或者其他任何你喜欢的东西"这样的建议，那么这样的饮食疗法显然是错误的。这是因为，从图1-2可以看出，吃红肉的人体重会随着摄取量的增加而增加。此外，即使可以通过吃肉来减轻体重，但过多摄入红肉也会导致动脉粥样硬化，从而增加脑卒中和大肠癌的风险（有关红肉对健康的影响将在第三章中详细说明）。这是一种有高致病风险的食物。明明有不增加患病风险的减肥方法，相信冒着脑梗死或癌症的风险来减肥的人应该不会太多！

"减少白色碳水化合物并多吃蔬果"，这就是正确的饮食建议。用茶色碳水化合物代替白色碳水化合物也是很好的饮食指导。只需注意"所推荐的代替碳水化合物的食物是什么"，就可以知道你所接受的饮食疗法是否正确或是否具有科学依据。

"瘦身饮食"还可以减少患癌

另一个要点是，仅靠改变饮食不足以减轻体重。大量研究表明[9]，运动、睡眠和压力水平也会影响体重。优化所有要素是真正瘦下来的第一步。

此处介绍的"瘦身饮食"与本书中的"健康饮食"非常相似。也就是说，本书介绍的"健康饮食"不仅可以减少脑卒中和癌症，而且可以让你有效地瘦下来[10]。

阿特金斯于2003年因摔倒后头部撞击导致的脑出血而去世。两项随机对照试验显示，从2003年到2004年，阿特金斯式减肥饮食虽然在6个月内体重有所减轻，但在2个月后又快速反弹[11]。不仅如此，极端的碳水化合物限制对健康的长期影响仍是未知的，并且心脏病和类似疾病的患病风险也可能增加[12]。无论如何，那些写着"仅靠减少碳水化合物的摄入量就可以减肥"的书籍和宣扬此观点的人们可能并没有充分理解这些证据。

不要盲目相信这些观点才是明智的。

第二章

科学证实
对身体有益的食物

1 | 橄榄油和坚果可减少脑卒中和癌症的风险

认为日本料理对健康有益的人应该很多吧。然而，日式饮食有益于健康的证据实际上很少[1]。当然，日本料理几乎不含红肉、黄油等这一点应该是健康的，但另一方面，它的盐和白色碳水化合物的含量比西式饮食高得多。从白米的每日摄入量来看，日本料理是富含白色碳水化合物的饮食。在对日式饮食和健康进行可靠的研究之前，盲目地认为日式饮食对健康有益这一点是危险的[2]。

尽管没有证据表明日式饮食对人体有益，但有许多证据表明，在地中海沿岸地区人们的饮食习惯——"地中海饮食"对健康有益。世界上有许多饮食文化，但被公认的对健康有益的是"地中海饮食"。橄榄油、坚果、鱼等是地中海饮食的主要组成。

对于饮食的研究并不是一件容易的事。如果要用一句话来概括日本料理，有一汤三菜、怀石料理、天妇罗套餐等多种多样的类型。为了进行研究，有必要使饮食量标准化，并使受试者大致摄入相同的饮食。了解"地中海饮食"所说的饮食习惯意味着什么时，就能理解为什么橄榄油和坚果被认为对健康有益了。

• 地中海饮食的大规模研究

2013年，全球最负盛名的医学期刊之一《新英格兰杂志》（*New England Journal*）发表了一项旨在验证地中海饮食的随机对照试验结果[3]。在西班牙进行的一项多中心研究中，将约7500名从未患过心肌梗死等疾病或有吸烟史的糖尿病患者随机分为三组。

①第一组被指导进行地中海饮食，在此基础上每周提供约1升特级初榨橄榄油。

②第二组也同样进行地中海饮食，并每天提供30克混合坚果（15克核桃，7.5克榛子，7.5克杏仁）。

③第三组是低脂饮食（对照组）。对总热量摄入或运动没有特别限制。

地中海饮食组所接受的营养指导如图2-1所示，具体使用的饮食见表2-1。

通过对受试者约5年的追踪，以评估是否会发生动脉粥样硬化及其他症状（心肌梗死、脑卒中和死亡）。与对照组③相比，接受地中海饮食指导的小组每天的鱼摄入量多了5~6克，豆类的摄入量多了3~5克。分配给特级初榨橄榄油组的人每天多摄入50克橄榄油，分配给坚果组的人每天多摄入30克坚果。

图2-1　地中海饮食概述

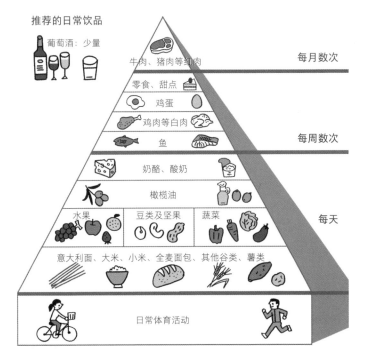

推荐的日常饮品

葡萄酒：少量

牛肉、猪肉等红肉 —— 每月数次

零食、甜点

鸡蛋

鸡肉等白肉

鱼 —— 每周数次

奶酪、酸奶

橄榄油

水果　豆类及坚果　蔬菜 —— 每天

意大利面、大米、小米、全麦面包、其他谷类、薯类

日常体育活动

资料来源：Oldways Preservation and Exchange Trust（1994）。

表2-1　研究中使用的地中海饮食营养指导

推荐积极摄取的食品
• 橄榄油……4大勺/天以上
• 坚果类……90克/周以上
• 生水果（不含加工品）……3单位[4]/天以上
• 蔬菜（不含加工品）……2单位[5]/天以上
• 鱼（特别是富含脂肪的鱼）、海鲜……170～260克/周
• 豆类……4杯/周以上
• 将红肉（牛肉或猪肉）换成白肉（鸡肉）

不推荐摄取的食品
• 碳酸饮料（含糖饮料）……小于1杯（200毫升）/天
• 甜食（蛋糕、曲奇、甜面包等）……小于3个/周
• 黄油、人造黄油等……小于1小勺/天
• 红肉（牛肉、猪肉）、加工肉制品（火腿、香肠等）……小于85克/天

资料来源：Estruch et al.（2013年）进行了部分修改。

• 地中海饮食可减少脑卒中和心肌梗死的患病风险

相较于对照组，地中海饮食营养指导小组的脑卒中、心肌梗死和死亡的风险降低29%[6]。地中海饮食+橄榄油组的风险降低30%[7]，地中海饮食+坚果组的风险降低28%[8]。

地中海饮食+橄榄油组脑卒中风险比对照组降低33%，地中海饮食+坚果组则降低46%[9]。

地中海饮食的作用具体见图2-2。

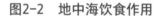

图2-2　地中海饮食作用

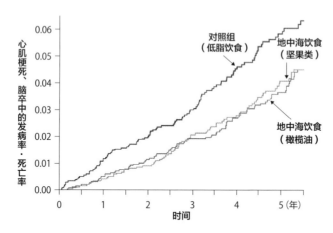

注：该图被称为卡普兰－迈尔曲线。纵轴表示受试者出现心肌梗死等症状或其死亡率；横轴表示时间，曲线越往上，表示生病或死亡的概率越高。

资料来源：Estruch et al.（2013）。

此外，另一篇使用相同数据的论文发现[10]，地中海饮食减少部分患乳腺癌的可能性。

● 地中海饮食可减少癌症和糖尿病的患病风险

在进行此研究之前，曾进行过一些地中海饮食对心肌梗死影响的研究，但所有这些都是为了防止已经患有心肌梗死的人复发（即"二级预防"）而进行的。在法国里昂进行的一项研究中[11]，用富含亚麻酸的特殊油脂代替黄油和奶油可以将心肌梗死的复发率降低

50~70%。其他研究[12]也指出，地中海饮食可将患糖尿病的风险降低30%[13]。

根据2016年《美国医学会杂志·内科学》[14]发表的系统评价中，除上述发现之外，继续进行地中海饮食的人的癌症死亡率较之未进行地中海饮食的人降低了14%[15]，而癌症的发生率降低了4%[16]，患结直肠癌的风险降低了9%[17]。

• 地中海饮食=橄榄油+坚果+鱼+蔬果

读到这里，你应该能够理解地中海饮食对健康有益这件事是有确凿的科学证据了吧。此外，如果你充分理解了在研究地中海饮食中实际上吃的是哪种食物时，则无须食用精心制作的"地中海饮食"。如第一章所说，在日常饮食中加入橄榄油、坚果、鱼、蔬果并避免食用红肉，与所谓的"地中海饮食"非常接近。

这意味着你不必购买有关地中海饮食的菜谱书，也不必在网上搜索地中海美食。将第一章中描述的五种健康食物纳入日常饮食，避免三种不健康的食物，就能达到与地中海饮食相同的健康益处。因此，增加橄榄油、坚果、鱼类、蔬果可能是最健康的饮食习惯，而不仅仅是减少盐和白色碳水化合物的摄入。

巧克力是药物还是毒药

近年来，巧克力在日本的受欢迎程度与日俱增。便利店售卖的巧克力种类也比过去多，以前只能在百货公司出售的黑巧克力现在在便利店就可以买到。

出现这种现象的原因之一是巧克力给人一种对健康有益的印象。巧克力尤其是黑巧克力，一直给人的印象是"健康的糖果"。那么研究中我们又会了解到什么呢？巧克力真的是对健康有益的糖果吗？

为什么巧克力会被认为对健康有益呢？

实际上，它与中美洲国家巴拿马有关。库纳人是居住在巴拿马圣布拉斯群岛的土著居民，有每天喝约10杯可可和玉米混合的饮料的习惯。20世纪40年代，哈佛大学研究人员将居住在该岛上的库纳人与在巴拿马城拥有现代饮食的库纳人进行比较，发现该岛土著居民的血压较低，疾病的发病率也很低[1]。据说这就是"巧克力对健康有益"的原因。

巧克力降血压

关于巧克力最广为人知的健康益处是，它具有降血压的作用[2]。这已经得到包括随机对照试验在内的多项研究的证实和科学支持。

此外，尽管与对血压的影响相比，证据不足，但观察性研究表明，巧克力对健康有以下影响：

- 降低因心肌梗死等导致的死亡率[3]；
- 改善胰岛素调节血糖水平的状况（即胰岛素抵抗）[4]；
- 降低阿尔茨海默病的发病率[5]；
- 减少脑卒中的风险[6]。（使用日本人的数据进行的研究）

这里有一些需要注意的地方。巧克力对血压的影响已在随机对照试验中得到证实，并且可以说几乎是肯定的。与此相比，对死亡率和对阿尔茨海默病的影响仅仅是观察性研究的数据，并且在"建议可能性"的水平上，还有待进一步研究。

注意巧克力的含糖量

顺便一提，这些研究中有许多没有研究巧克力本身的摄入量，而是研究了黄酮醇等多酚类植物化学物质的作用。巧克力虽然含有对身体有益的成分，但其中也不乏大量对身体有害的糖，因此二者之间的失衡可能会对健康产生负面影响。实际上，当比较黑巧克力和牛奶巧克力（不含可可，是将奶粉和糖与可可脂混合制成的）时，研究结果表明对健康的影响有所不同[7]。

还应注意，"颜色比较黑"并不意味着一定就是黑巧克力。例如，在巧克力制造过程中，会添加碳酸钾以减轻可可的苦味，这也会使巧克力变黑。

可以说，黑巧克力比牛奶巧克力更健康，因为众所周知，牛奶巧克力比可可粉和黑巧克力所含的黄酮醇含量少。但是，必须通过可可粉和糖的含量而不是外观颜色来区分是否为真正的"黑巧克力"。如果包装上标有可可含量，则应选择百分比含量较高的一种。

顺便说一下，可可粉也具有相同的健康效果[8]。巧克力和可可粉都由可可豆制成。可可粉是通过烘烤和挤压可可豆，然后从可可块中除去可可脂制成的。而巧克力是通过将可可脂、牛奶、糖等添加到可可块中制成的。由于巧克力和可可粉本质上十分接近。因此可可粉也被认为具有降压等积极的健康作用。

巧克力是少数几种具有健康益处的甜品之一。而一般的甜品通常包含大量的白色碳水化合物、糖和黄油等对健康有害的物质。对于那些想在饭后品尝甜品的人来说，含糖量低的黑巧克力或许是好选择。

2 | 水果可以预防糖尿病，但是果汁会增加患糖尿病的风险

虽然蔬菜和水果与橄榄油和坚果一样对健康有诸多好处，但需要注意的是食用蔬菜和水果，而蔬菜汁、果泥等加工食品并不推荐。蔬菜不一定是生蔬菜，水煮蔬菜或蔬菜汤也可以。只冷冻过一次的水果解冻后食用应该也不错。但是，如果变成加工食品就是另一回事了。本书中所提及的"（未经过加工的）蔬菜和水果"是在超市和商店出售的蔬菜和水果，并不包括蔬菜汁、果汁和果泥等加工过的蔬菜和水果。因为它们在加工过程中营养成分有所损失。

• **蔬果可减少心肌梗死和脑卒中的风险**

根据汇总了16项观察性研究的系统评价得出结论[1]：每日摄取的水果量增加一个单位（香蕉半根、小苹果一个），总死亡率下降6%[2]（死因并不计算在内）。蔬菜的摄取量增加一个单位（一小盘），死亡率降低5%[3]。吃的蔬菜和水果越多，死亡率就越低。然而如果每日摄入量超过5个单位（385～400克），即使进一步增加摄入量，死亡率也不会有所改变。也就是说想获得健康上的益处，每天吃5个单位的量足矣[4]。

据报道，当蔬菜和水果的摄入量增加1个单位时，死于心肌梗死和脑卒中等疾病的可能性降低4%[5]。适度吃水果的人，糖尿病发病率也较低[6]。具体见图2-3。

图2-3　水果和蔬菜摄入量与死亡率之间的关系

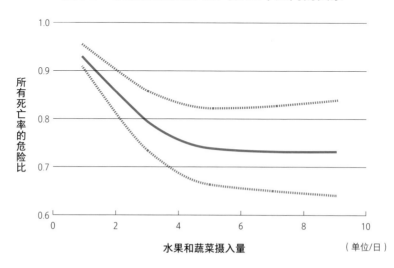

注：实线代表推测的相对风险。虚线表示95%的可信区间（也可以认为真实的相对风险是处在两条虚线之间，其概率为95%）[7]。危险比小于1，意味着死亡率较低。例如，危险比为0.8，可以解释为死亡率降低了20%。

资料来源：Wang et al.（2014年）。

有一项系统评价整合了2013年发布的10项随机对照试验[8]。结果显示，尽管由于摄入蔬果而使收缩期血压降低了约3.0毫米汞柱，但对舒张期血压和胆固醇水平并没有影响。但是该研究纳入的试验仅有短短的三个月到一年，受试者人数也仅为1730名。

饮食习惯对健康产生明显的积极影响需要时间，因此我们无法得出结论，除非进行更大范围、更长期的随访随机对照试验。但是至少从观察性研究中得到的数据可以看出：蔬菜和水果很可能有助于预防心肌梗死和脑卒中。

吃蔬菜和水果会减少患癌吗？实际上，对癌症的预防效果不能有太大的期待[9]。有人指出吃蔬菜和水果可以降低食管癌的风险，但由于证据不是很充分（对吸烟和饮酒的影响没有得到充分的研究证实），因此需要谨慎。肺癌、胃癌、结肠癌、乳腺癌等也被认为与蔬菜和水果的摄入无关。前述系统评价还发现，蔬果的摄入量与癌症死亡率之间没有统计学上的显著关系。

• 果汁会增加患糖尿病的风险

2013年，当时在哈佛大学公共卫生学院担任研究人员的村木功氏（目前隶属于大阪大学医学研究生院公共卫生学系）在《英国医学杂志》上发表论文指出[10]：吃水果的人患糖尿病的风险较低。有趣的是，这种糖尿病的预防作用因水果类型而异。在水果中，食用蓝莓和葡萄的人患糖尿病的风险特别低。许多水果可以降低患糖尿病的风险，但哈密瓜（红肉哈密瓜）反而会增加患糖尿病的风险（见图2-4）。

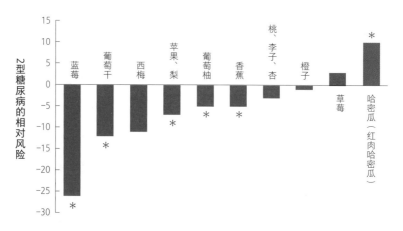

图2-4　水果摄入量与糖尿病患病风险之间的关系

* 是在统计学上有显著降低或增加糖尿病风险的水果。

资料来源: Muraki let al.（2013）作者以此为基础制成。

从对血糖值的影响来看，尽管许多水果很少升高血糖值，但由于哈密瓜的生糖指数较快，需要控制血糖水平的人应尽量避免食用[11]。

而颇有意思的是，我们发现喝常果汁的人患糖尿病的风险更高。那些每周服用3个单位（3杯）果汁的人患糖尿病的风险提高了8%[12]。换句话说，吃水果的人患糖尿病的风险较低，喝很多果汁的人患糖尿病的风险较高。

根据英国剑桥大学进行的一项观察性研究的系统评价发现[13]（该研究于2015年发表在《英国医学杂志》上）：每天多摄入1个单

位果汁的人患糖尿病的风险提高了7%[14]。当然，它的影响力不如可乐等所谓的碳酸甜饮料，但果汁会增加患糖尿病的风险这件事应谨记于心。

• 应尽可能避免食用果汁

你可能很想知道为什么水果降低了患糖尿病的风险，而果汁却会增加患糖尿病的风险。水果中虽含有升血糖值的果糖，但它同时也富含膳食纤维，有助于抑制血糖水平上升。而果汁主要富含果糖（果汁含有少量水溶性膳食纤维，但不溶性膳食纤维几乎在加工过程中除去了），因此更容易升糖，从而也增加了患糖尿病的风险。

那么，将糖分和膳食纤维补充剂一起服用不是很好吗？虽然并没有这样的研究，但许多专家一致认为膳食中的膳食纤维比补充剂中的膳食纤维更好。毕竟，如第一章所述，为了拥有健康饮食，考虑整个食物而不是成分很重要。如果想保持健康，建议尽量多吃完整的水果，少喝果汁。

• 比起蔬菜汁，更应多吃蔬菜

果汁会增加患糖尿病的风险。那蔬菜汁呢？事实是我们不知道蔬菜汁对糖尿病患病的影响，因为没有相关数据。查看食品配料表时，如果写着原浆或浓缩还原粉，那么就不用期待能够得到与未加工蔬菜相同的健康益处了。即使不是浓缩还原，也没有证据表明蔬菜汁对健康有积极作用。与果汁一样，在将蔬菜加工成蔬菜汁的过程中，许多不溶性膳食纤维已被去除。尽管有证据表明蔬菜有益于健康，但没有证据表明蔬菜汁有益于健康（由于尚未进行研究，因此不知道它对健康的影响情况）。如果从健康方面考虑，积极食用天然蔬菜而不是蔬菜汁更好一些。

无论如何，仅靠喝果汁和蔬菜汁就认为自己在吃水果和蔬菜，这一点是十分危险的。希望大家能够尝试放弃方便快捷的"果汁""蔬菜汁"，而是好好享用未经加工的水果和蔬菜。

有机食品对健康有益吗

在欧美国家，有机成分越来越受欢迎。据说日本有机成分市场规模约为1300亿日元（约76亿元人民币），与欧美等规模较小的市场相比，例如美国的规模为3万亿日元（约1752.3亿元人民币），德国的规模为1万亿日元（约584.1亿元人民币），由于健康意识的增强，日本对它的需求量也日益增大。具体见图2-5。

有机食品是通过所谓的有机栽培生产的食品。尽管各国称自己为"有机"的条件略有不同，但是有机通常是不使用化学肥料或农药生产农产品，并且尽量减少牲畜使用抗生素或生长激素的方法制造的。在日本，当展示和销售有机农产品和加工过的有机农产品为"有机产品"时，生产者和加工者必须经过注册认证机构的检验和认证，并带有"JAS"标识才行（见图2-6）。

图2-5　有机食品的市场规模

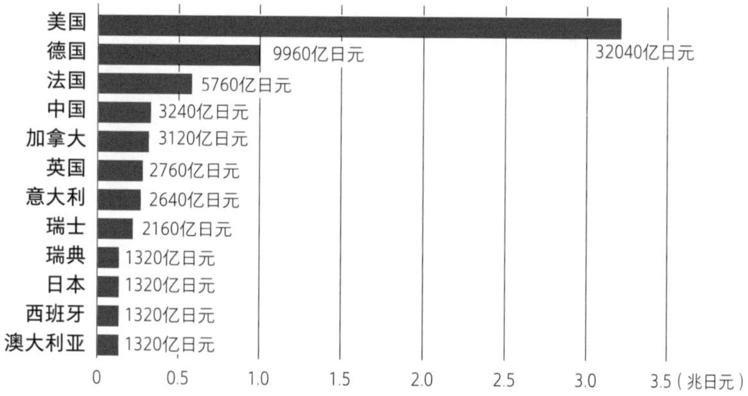

国家	市场规模
美国	32040亿日元
德国	9960亿日元
法国	5760亿日元
中国	3240亿日元
加拿大	3120亿日元
英国	2760亿日元
意大利	2640亿日元
瑞士	2160亿日元
瑞典	1320亿日元
日本	1320亿日元
西班牙	1320亿日元
澳大利亚	1320亿日元

注：按照1美元=120日元换算。

资料来源：FiBL、IFOAM（2013年）。

有机成分存在风险

有机成分比普通成分更昂贵，许多有机成分给人的印象是更有营养、更安全[1]。另一方面，由于有机肥料经常使用发酵的牲畜粪便，因此一些专家警告说，有机成分会引起食物中毒，极有可能感染寄生虫。那真实情况究竟如何呢？

2012年，斯坦福大学的研究人员发表了一篇论文[2]，总结了有关有机成分对健康的影响的证据。他们总结了7项关于人体的研究和223项关于成分的研究，得出以下结论：

• 有机成分的营养价值与普通成分基本相同[3]；

• 微量的农药残留（几乎检测不到的水平）：有机食品检测出的农药残留量更低（有机食品含有7%[4]的微量农药残留，而普通食品含有38%[5]）；

• 正常成年人从普通食品中摄入的残留农药量在安全范围内，并且认为其含量不会对健康造成危害；

图2-6　有机JAS标识

有机JAS标识

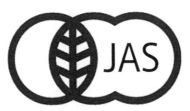

注册认可机构名称

有机JAS商标贴在经注册认可机构认证的经营者
根据有机JAS标准生产和制造的有机食品上。

• 病原性大肠杆菌污染的可能性：有机食品和普通食品之间没有差异（已确认有机食品的污染率为7%[6]，普通食品为6%[7]）；

• 冬季吃有机肉会使弯曲杆菌引起的食物中毒的风险增加约7倍[8]。

综上所述，有机食品的营养价值与普通食品相当，农药残留量略低（但即使是普通食品，农药残留量也处于允许范围内），冬季食用有机肉类可能会导致食物中毒。

2016年，欧洲议会召集研究小组研究了有机成分对人体健康的益处，并得出了类似的结果[9]。

无须过度反应

也就是说，从健康角度来看，即使它不是有机成分，对于普通人来说也并没有什么问题。但从另一角度来讲，有机食品的唯一好处可能是针对孕妇或有怀孕可能的女性以及小孩的。

根据以前的研究结果[10]，尽管证据不足，但在怀孕期间大量农药残留会降低所生孩子的智商，并很可能会引起ADHD（注意缺陷与多动障碍）。也有报道[11]称有机奶制品会降低2岁以下儿童患特应性皮炎的风险。当然，这一结论指的只是"可能性"，并没有言之确凿的证据，所以不用反应过度。

退一百步来讲，即使担心农药残留，也不需要将所有食物都有机化。这是因为残留农药的量根据食物品种有很大差异。一个名为EWG（美国环境工作组）的非营利组织会测量每种食品中残留农药的量，并将其发布在网站上[12]。农药残留量低的品种（例如玉米和牛油果）可以选普通成分，而草莓和菠菜等更容易残留大量农药，因此，选择有机成分是明智的。具体食物农药残留情况见表2-2。

　　顺便说一下，在本次调查中，农药残留量是在将蔬果洗净去皮后测得的，因此即使去皮和食用诸如苹果、桃之类的食物，农药也仍然残留在里面。这项调查每年进行一次，结果每年都不同，并且由于它是在美国进行的调查，因此不能将其应用于其他国家的进口产品或生产的蔬果。这一点需要注意。

表2-2　农药残留量低的食材和农药残留量高的食材

农药残留量低的蔬果	农药残留量高的蔬果
1．玉米	1．草莓
2．牛油果	2．菠菜
3．菠萝	3．油桃
4．圆白菜	4．苹果
5．洋葱	5．桃
6．麝香豌豆（冷冻）	6．梨
7．木瓜	7．樱桃
8．芦笋	8．葡萄
9．芒果	9．芹菜
10．茄子	10．番茄
11．白兰瓜	11．甜椒
12．猕猴桃	12．土豆
13．红肉哈密瓜	13．辣椒
14．菜花	
15．葡萄柚	

资料来源：美国环境工作组（Environmental Working Group）（2017）。

3 | 吃鱼可减少心肌梗死和乳腺癌的风险

　　读到这里，你大概已经了解橄榄油、坚果、蔬菜和水果对健康有多重要了吧！但是，如果在每天的餐桌上只有这四种食物也会腻。用餐是每日必行之事，会影响人们的生活，所以希望能尽量将它变得丰富多彩一些。所以主菜应该怎样安排呢？

　　推荐鱼作为主菜。有一种理论认为，日本人比其他国家的人寿命更长，是因为他们长期食用大量鱼类（尽管这并没有经过严格的科学证明），而且从电视上也能看到很多有关鱼类有益健康的报道。鱼对身体有益并不是什么新发现，但是似乎很少有人对鱼究竟如何有益、对人的益处有多少有所了解。如果我吃鱼，我可以更长寿吗？它对减少心肌梗死和癌症有效吗？因为它含有有害物质（如汞）而吃得过多对我的健康有害吗？在这里，我想简单地回答一下这些问题。

● 吃鱼可以延长寿命吗

　　你对鱼类和健康的关系了解多少？首先让我们看一下死亡率。2016年，结合了两项观察性研究（共10000人）的系统评价将其数

据发表在著名的《欧洲营养学杂志》上[1]。结果表明，<u>鱼的摄入量越高，死亡风险越低。</u>

　　那么应该吃多少？请参见图2-7。与蔬菜和水果一样，并不意味着吃得越多就越健康，如果进食超出一定量，即使多吃也不会有太多好处。从图中可以清楚地看出，每天超出60克的摄取量，不会增加任何好处。然而每天吃60克鱼的人会比完全不吃鱼的人死亡率降低12%[2]。

图2-7　鱼的摄取量与死亡率之间的关系

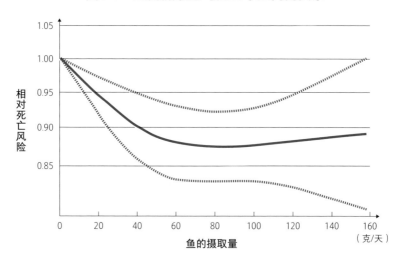

注：1. 纵轴（死亡的"相对风险"）显示了与完全不吃鱼的人相比，死亡的风险是多少倍。例如，鱼摄入量为60克/天的人的风险为0.88（88%），（从100%减掉这一部分来计算）就可解释为死亡风险降低12%。

　　2. 实线表示估计的相对风险，虚线表示95%的可信区间（也可以认为真实的相对风险处在两条虚线之间，其概率为95%）。

资料来源：Zhao et al.（2016年）。

顺便说一下，在这项系统评价中，还有两项针对日本人的观察性研究，这两项研究均表明，鱼的摄入量越高，死亡率越低[3]。

• 摄取鱼类可减少心肌梗死的风险

吃鱼可以预防例如心肌梗死等一系列由动脉粥样硬化引起的疾病吗？根据一项综合了多项研究的系统评价表明[4]，每天进食85~170克鱼（尤其是多脂鱼）与那些只吃很少鱼的人相比，由心肌梗死引起的死亡率减少36%。

尽管这项研究有些陈旧，但也有随机对照试验研究了ω-3脂肪酸对健康的影响。根据意大利研究人员从1993年至1995年进行的一项研究[5]，在过去3个月内对约10000名患有心肌梗死的人群每天分组服用或不服用ω-3脂肪酸。经过了3~5年的跟踪调查后发现，服用ω-脂肪酸的小组死亡风险降低了14%[6]。

还有其他几项随机对照试验也表明，摄入ω-3脂肪酸可预防动脉粥样硬化性疾病（如心肌梗死）的复发。

顺便说一句，日本也有一项随机对照试验，摄入富含不饱和脂肪酸即EPA含量很高的青鱼的小组，与没有摄入的小组比较，前者患心肌梗死及死亡率降低了19%[7]。

• 摄取鱼类可以预防癌症吗

多吃鱼可以减少患癌的风险。一项系统评价汇总了21项观察性研究[8]，结果表明，多吃鱼可以降低患乳腺癌的风险。据报道，每天摄入0.1克ω-3脂肪酸就可以将患乳腺癌的风险降低5%[9]。但如果增加食用量，风险不会继续按比例减少。如图2-8所示，每天进食0.1克ω-3脂肪酸时，健康效益最佳。所以即使少量也可以，每周吃一点鱼是个不错的选择。

此外，据报道，增加鱼类摄入可降低结肠癌[10]和肺癌[11]的患病风险。另一方面，吃鱼并不能降低患胃癌[12]和前列腺癌的风险[13]，但会减少癌症相关的死亡风险。

图2-8 鱼摄入量（换算为ω-3脂肪酸）与乳腺癌风险之间的关系

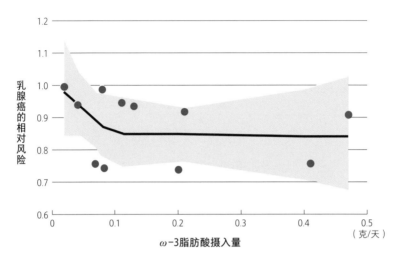

资料来源：Zheng et al.（2013）。

• 鱼中含有汞等，最好不要过量食用

据说鱼类含有有害物质，如汞、PCB（聚氯联苯）和二噁英等。虽然高剂量的汞会对儿童和胎儿的大脑发育产生不良影响，但尚不知道小剂量的汞会产生怎样的影响。通常，PCB和二噁英对健康的影响也是未知的。

但是，由于担心鱼里含有少量的有毒物质而避免食用似乎并不是一个好主意，2006年的一项研究表明[14]：如果70年间，有

10万人坚持每周吃2次三文鱼，虽然聚氯联苯引起的癌症将使24人丧命，但由于它减少了患心脏病的风险，因此可以挽救7000条生命。此外，不仅在鱼类中，肉、牛奶、鸡蛋等中也含有PCB等有毒物质，因此没有必要特意避免食用鱼。

牛奶和酸奶究竟好不好

　　媒体经常会报道牛奶和酸奶对身体有益的信息。另一方面，也有由于它们热量和脂肪含量较高，有些人避免食用的消息。那事实究竟如何呢？

　　哈佛大学公共卫生学院的网站为专业营养研究人员提供有关健康饮食的建议。有趣的是，专家推荐的饮食与美国农业部推荐的饮食有很大不同。专家抱怨美国农业部推荐的并不总是基于科学依据，因为它受行业和经济考虑的影响。

　　牛奶和酸奶等奶制品就是其中之一。美国农业部的建议是每餐食用奶制品，但哈佛大学研究人员说，该建议不受科学支持。他们摄荐每天奶制品摄入的上限为1～2个单位，即1～2杯牛奶、170～450克酸奶（请注意，这是"上限"，而不是推荐量），原因是过去的研究表明，过量摄入奶制品可能会增加患前列腺癌和卵巢癌的风险。

表2-3　奶制品与患前列腺癌风险之间的关系

奶制品	前列腺癌的风险
牛奶（每天增加200克）	上升3%
低脂牛奶（每天增加200克）	上升6%
奶酪（每天增加50克）	上升9%

资料来源：Aune et al.（2015）。

　　奶制品和前列腺癌之间的关系是众所周知的。2015年，发表了一项系统评价，整合了多项研究结果，表明[1]：每天每摄入400克奶制品，患前列腺癌的风险就会增加7%。表2-3总结了每种奶制品和前列腺癌的风险。可以看出，任何类型的奶制品都会增加患前列腺癌的风险。

　　另一方面，在奶制品和卵巢癌之间的关系方面，虽然没有比前列腺癌更强的证据，但在2006年的一项系统评价表明[2]，每天多喝一杯牛奶可能会使卵巢癌的风险增加3%。

成年人应避免摄入过多的奶制品

同样在日本，各机构也公开了有关健康饮食的信息，但重要的是要知道它们也可能受到相关行业的影响。换句话说，即使这种奶制品从科学角度上证明与诱发癌症有关，但从政治和经济角度上来讲，"建议尽可能避免食用"也是很难办到的。所以就有了"建议每天摄入大约××"的政治妥协。它与前文中介绍的日本厚生劳动省和日本农林水产省的《膳食指南》中推荐的白米摄入量的例子是一样的。

尽管这里没有介绍，但有几篇论文表明，酸奶摄入量较高的人患糖尿病的可能性可能较低[3]，因此不能说奶制品完全对身体有害。此外，对于生长发育期的儿童及青少年来说，摄入蛋白质是积极的保健手段。但事实表明，摄入过多奶制品会增加患前列腺癌和卵巢癌的风险，因此对于成年人来说，奶制品的摄入量应适中。

第三章

科学证实
对身体有害的食物

1 | "白色碳水化合物" 对身体有害

• 有益健康的碳水化合物和不利健康的碳水化合物

社会上目前流行"控制糖分的减肥法"和"低碳水减肥法"。能为人体提供热量的营养素有三类：蛋白质、脂肪和碳水化合物。上面提到的饮食法的共同点是减少了碳水化合物的摄入，同时蛋白质、脂肪摄入量略有增加。然而减少所有碳水化合物的做法是错误的。正如我在书中多次提到的，碳水化合物分"有益健康的碳水化合物"和"不利健康的碳水化合物"。

我们最熟悉的碳水化合物是白米和面粉，它们属于精制的碳水化合物。以精制方式进行纯化以使其柔软和容易食用的过程被称之"抛光"（因为它变白了），而大米就进行了抛光处理。许多研究称，这种精制的白色碳水化合物可以提高血糖水平，增加脑卒中和心肌梗死等动脉粥样硬化疾病的风险。而许多未精制的茶色碳水化合物（如糙米）等，由于富含膳食纤维等营养成分，因此可以降低肥胖和动脉粥样硬化的风险。换句话说，并不是所有碳水化合物都是有害的，吃不同类型的碳水化合物会对健康造成不同影响。

• 精加工后会失去什么

　　糙米中包含胚乳、胚芽和麸皮三种成分，而精加工的白米只剩下了胚乳。与白米一样，大麦粉在精加工过程中也会失去膳食纤维和其他营养物质。糙米和白米、全麦粉和小麦粉的区别见图3-1、图3-2。

图3-1　糙米与白米的区别

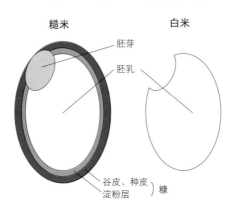

糙米　　　　　　　　白米

胚芽
胚乳
谷皮、种皮
淀粉层 ｝糠

图3-2　全麦粉与小麦粉的区别

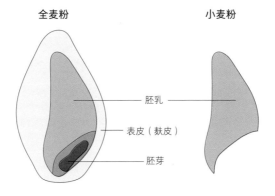

全麦粉　　　　　　　　小麦粉

胚乳
表皮（麸皮）
胚芽

当你去超市或便利店购买面食时，基本都会找到精制面粉。同时，未精制的茶色小麦粉被称为全麦粉。在欧美国家，会见到许多由全麦粉制成的面包、甜点，但在日本很少见到。小麦是由胚乳、胚芽和表皮三部分组成。普通面粉（即精制小麦粉）就是将小麦加工后提取部分胚乳。由于去除了颜色较深的表皮，所以变成了白色。而全麦粉是以上三部分全部留存而磨成的粉，所以是茶色的。两种碳水化合物的代表食物见表3-1。

表3-1　白色碳水化合物与茶色碳水化合物

精制的白色碳水化合物 （=对健康有害）	未精制的茶色碳水化合物 （=对健康有益）
面粉（面包、拉面、乌冬面等）、白米	全麦粉、大麦、燕麦、黑麦、藜麦、糙米、小米、荞麦粉

用精制小麦粉制成的面包等面食膨松、柔软且口感好，但在精制过程中，小麦中所含的B族维生素、维生素E和膳食纤维等成分被去除了。

在我将要介绍的研究中，白米和糙米的摄入量以克表示，因此，首先了解一杯米是多少克。一小碗米饭重约160克，一大碗重约200克。请参见图3-3，看看你平时吃的一碗米饭大概有多少量。

图3-3　米的克数

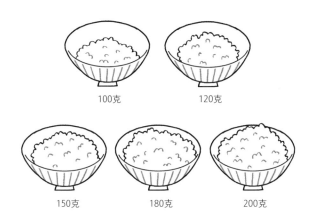

100克 　　　　 120克

150克 　　　　 180克 　　　　 200克

• 茶色碳水化合物可减少死亡率并预防多种疾病

大量研究称，未精制的茶色碳水化合物对健康有积极影响。根据一项纳入78.6万人的系统评价[1]，该研究整合了在美国、英国和斯堪的纳维亚半岛进行的研究，指出每天摄入70克茶色碳水化合物的人比几乎不食用茶色碳水化合物的人死亡率降低了2%。

根据另一项整合了7项研究的系统评价[2]指出：摄入较多的茶色碳水化合物（每天2.5个单位或更多）的受试组与摄入少量的受试组（每周少于2个单位）相比，前者由动脉粥样硬化引起的心肌梗死或脑卒中的患病风险降低了12%。

研究还表明，摄入茶色碳水化合物可降低患糖尿病的风险[3]。

多吃糙米（每周超过200克）的人患糖尿病的风险比那些不怎么吃糙米（每月少于100克）的人降低11%[4]。根据这项研究，如果每天用糙米代替50克白米可以使糖尿病的患病风险降低36%。

另一方面，关于癌症的证据不如死亡率和动脉粥样硬化那么强。一项对50万人的5年随访研究发现[5]，摄入茶色碳水化合物会略微降低结肠癌的风险。但是，膳食纤维的摄入量与患结肠癌的风险之间没有关系，这表明茶色碳水化合物中的其他营养物质可能有助于预防结肠癌。

• **全麦粉和荞面粉的摄入也很重要**

摄入茶色碳水化合物也被认为对减肥有效。在美国进行的一项研究发现[6]，每天摄入40克茶色碳水化合物，8年后体重减少了1.1千克。多项研究还显示[7]，茶色碳水化合物的摄取量越多，BMI（身体质量指数）值就越低，腰围也越小。

另外，据说茶色碳水化合物具有预防便秘和憩室炎的作用，憩室炎可引起结肠炎。

这里有一点需要注意，我们在超市和便利店见到的一些产品，即使上面写着"全麦粉"，其实也只含有少量的全麦粉，其中大多数是精制小麦粉。在超市购买面包等面食时，需要查看食品标签，看看它是否主要由全谷物制成。食品标签上所标注的原材料是按用量的降序列出的。从健康角度出发，应选择全谷物比例较高的一种。

吃荞麦面时也需要注意。因为很多荞麦面其实都含有大量的面粉，认为吃"含有荞麦粉的乌冬面是健康的"，其实是错误的想法。因为这种乌冬面仅含有少量的荞麦粉，并且主要由小麦粉制成。最好选择并食用荞麦粉比例较高的品种。对于米类，如果不是单一原料，则表明它是混合米，因此可以很容易地确定它是糙米还是糙米和白米的混合物。

• 只要不吃太多白米就可以了吗

当我谈到饮食与健康时，最常被问到的问题是："如果我不吃太多白米饭就可以了吗？"日本人往往想得出一个模糊的结论："只要不过量食用就没关系"，但遗憾的是，白米"即使少量摄入也对身体有害"。有证据表明，白米的摄入量越少，患糖尿病的风险越低。

2012年，《英国医学杂志》发表了一项系统评价[8]，总结了关于白米与糖尿病之间关系的4项队列研究（非随机对照试验），结果显示：每摄入一杯（158克）白米，患糖尿病的风险就会增加11%[9]。

• "不适用于××人"是真的吗

当谈到这个话题时，我们经常听到"××人应该不一样吧"这样的话。那么让我们看看数据吧！以日本为例，日本国立国际医学研究中心（现隶属福冈女子大学）的南里明子（Akiko Minamisato）2010年在《美国临床营养学杂志》上发表了一项使用日本人的数据进行的研究[10]。该研究发现，白米摄入越多，患糖尿病的可能性就越大。具体见图3-4。

图3-4 日本人的白米摄入量与5年内糖尿病患病风险之间的关系

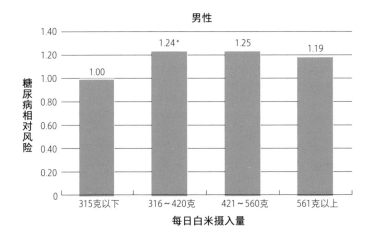

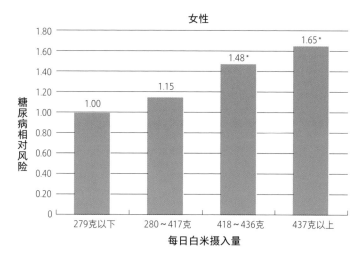

女性

糖尿病相对风险（纵轴，0～1.80）

- 279克以下：1.00
- 280～417克：1.15
- 418～436克：1.48*
- 437克以上：1.65*

每日白米摄入量

注：与白米摄入量最少的组相比，糖尿病风险显著增高的组，在相对风险旁加 *。如相对风险为 1.24，意味着患糖尿病的风险增高 24%。该相对风险通过年龄、总热量摄入、BMI、运动量及其他方面进行了校正[11]。

资料来源：Nanri et al.（2010）。

　　该论文指出，与每天吃少于2杯白米（每杯约为160克）的人群相比，每天吃2～3杯的人群中，男性在5年内患糖尿病的风险增高24%。另一方面，每天吃2～3杯白米的人与吃3杯及以上的人之间的糖尿病风险没有改变。你可以将每天2杯（316克）白米视为糖尿病风险开始上升的界值。

　　在女性中，发现了一种更简单的关系：白米吃得越多，患糖尿病的风险就越高。与每天只吃1杯白米的小组（请注意，男女组的最少摄入量有差异）相比，每天吃2杯的小组患糖尿病的风险增加15%。吃3杯的小组风险增加48%，吃4杯的小组风险增加65%。

但是，这些解释是以白米摄入量估算准确为前提的。这项研究通过健康中心随访5年的人们进行了饮食调查，而白米摄入量的调查本身存在误差（即使调查表询问"您吃了多少？"在某些情况下，由于记忆错误，或者是吃多了有罪恶感，也有可能会少报一些）。在随访过程中饮食习惯的改变也是有可能的。因此，"每天2杯白米"是否正好是每天2杯的量（实际上，很多人都会少报）尚不清楚。此外，对于那些每天伏案工作超过1小时或从事剧烈运动的人，没有统计上的显著关系。基于这些事实，可以肯定地说，吃白米越多，患糖尿病的可能性就越大。

• 减少白米摄入量就行吗

在对此内容进行解释说明之后，就会有人问："只要减少白米摄入量就行吗？"因为许多人长期以来将白米饭作为主食并大量食用，所以当听说吃白米有患糖尿病的风险时，某种程度上是不愿意接受的。通过科学研究我们究竟得到了什么信息，对此我冷静而透彻地逐一进行解释说明。

"吃多了"，这样暧昧的表达方法其实包含了很多内容。首先我们不得不考虑的是，究竟吃多少才算是"吃多了"。如图3-4所示，即使每天吃2杯白米也会增加患糖尿病的风险，但是对于许多人来说，午餐1杯白米+晚餐1白米并没有到能称之为"吃多了"的量。

• 白米应尽量少吃

顺便说一下，即使是日本研究中最小的一组，男性每天也要吃2杯白米，而女性每天要吃1杯（见图3-5）。现在，如果进食白米过多的人减少摄入，其罹患糖尿病的风险是否会降低？还是说这就是上限，而糖尿病的患病风险始终低于此？为了回答这个问题，请看一篇系统评价论文。实际上，欧美消费的白米比亚洲少得多，因此我们可以看到有关这种低摄入量的数据。

如果看这个数字，你会发现亚洲人吃的白米比欧美人多得多。欧美人每天摄入白米150克或更少。从中可知，吃白米越多，患糖尿病的风险就越高。仅用欧美数据分析白米与糖尿病之间的关系，得知白米摄入量越高，患糖尿病的风险越高，尽管这在统计学上并不显著。

图3-5　白米摄入量与糖尿病发病率的关系

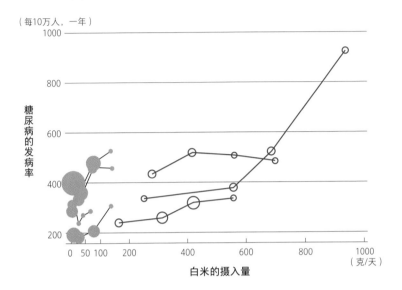

注：蓝色圆圈表示亚洲数据，灰色圆圈表示欧美数据。

资料来源：Hu et al.（2012年）。

就个人而言，白米摄入量与罹患糖尿病的风险之间存在正相关关系，因此，如果可以减少白米摄入量，最好尽可能减少。此外，有糖尿病家族史的人患糖尿病的风险会增加，因此建议尽可能减少摄入白色碳水化合物以降低患病风险。对于非常想吃白米的人，每天剧烈运动1小时或更长时间可能不会增加患糖尿病的风险。

• 白米与癌症的关系

2016年《英国医学杂志》报道了一项系统评价研究[12]。主要研究了杂粮摄入量与心肌梗死和癌症之间的关系，作为次分析，验证了白米摄入量与癌症之间的关系。如图3-6所示。尽管大量食用白米会增加患糖尿病的风险，但其摄入量与癌症之间没有显著的统计学意义，认为它不会增加风险。

图3-6 白米与癌症的关系

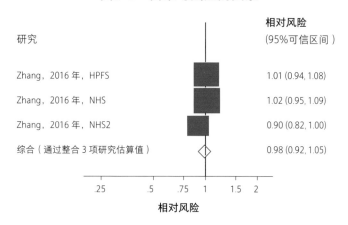

注：此图显示了每天多摄入100克白米，会增加多少患癌的相对风险。研究的主体越多，所绘制的蓝色方块就越大。数字1中的白色菱形代表对这3个研究进行整合的结果。如果正方形或菱形在垂直线的右侧，则意味着吃白米会增加患癌的风险，如果在左侧，则表示吃白米会减少患癌的风险。由于菱形与垂直线有重合，因此可以解释为吃白米与癌症之间没有关系。

资料来源：Aune et al.（2016）。

• 如果减少白米的摄入量会饿吗

建议不要简单地减少食物摄入量以减少碳水化合物的摄入。就像许多失败的减肥案例一样。即使饥饿难耐也要像受酷刑一般地限制自己的进食量，最后理性崩塌的可能性很大。因此，建议"替代"餐食的方法。

在这里想推荐的方法是：改变"白米饭即主食"的想法。如果认为主食是白米，就会不可避免地多吃。但是没有明文规定主食就一定只有白米。用糙米代替白米也是一种简单易行的方法。如上所述，用糙米代替白米可以降低患糖尿病的风险[13]。在美国，许多餐馆都同时提供白米和糙米，并且注重健康的人已经开始倾向于选择糙米了。

用一大盘沙拉来代替白米饭作为主食的方法怎么样？鱼和肉作为副菜，沙拉作为主食，通过这种饮食方式控制白米的摄入也许会更容易。

无麸质对健康有益吗

最近在欧美国家，无麸质碳水化合物备受瞩目。近年来，著名网球运动员诺瓦克·德约科维奇等已经采用了这种饮食方法。如果你去美国的一家高级超市，则可以购买无麸质面包等无麸质版本的面食。有的饭店也会在菜单中列出无麸质菜肴。据说在日本已经有无麸质咖啡馆了。通过减少食物中的麸质（即常说的面筋）的饮食方法真的有益健康吗？

如果没有乳糜泻，则无须无麸质饮食

先从结论来讲吧，没有证据表明不含麸质有益健康。如果没有乳糜泻等疾病，那么无麸质饮食对健康的益处并不大。

无麸质是指不含麸质的饮食，麸质是小麦和大麦中所含的一种蛋白质。最初，无麸质是为患有乳糜泻的人研发的，因为当患有该病还摄入麸质时，就会引起腹泻及其他消化问题。该病影响欧美国家0.5%～1.0%的人口[1]，绝不是罕见的疾病。

相比之下，亚洲人的发病率是0.05%[2]，算是一种罕见疾病。该病的轻度症状有时被称为"面筋过敏症"或"面筋不耐症"，其特征是进食面筋后会出现腹胀、腹泻等症状。

使用米粉或淀粉代替小麦的无麸质食品主要是针对乳糜泻患者，但在美国，没有乳糜泻的人也喜欢它，因为它似乎对健康有益。从商业角度来看，它作为一种新兴饮食逐渐流行并成功吸引了人们的注意。实际上，在美国尽管没有患乳糜泻，食用无麸质的人数在过去4年中增长了2倍多[3]。2013年，美国人正在努力减少近30%的食物中含有的麸质[4]。

这源于以下假设：面筋不仅会导致乳糜泻，还会导致正常人出现肠道炎症。确实有报道指出[5]，小白鼠食用面筋会引起炎症，限制饮食中的麸质能够预防糖尿病。但实际上并没有科学研究证据表明麸质会对正常人的健康产生不利影响。

减肥效果的证据也十分匮乏

2017年在《英国医学杂志》上发表的一项最新研究发现[6]，麸质摄入量与心肌梗死的发生率之间并没有关系。许多茶色碳水化合物中都含有麸质。因此，如果想避免麸质，则含有大量膳食纤维且对身体有益的茶色碳水化合物的摄入量就会减少，而对身体不利的白色碳水合物的摄入量则会增加。因此对于没有乳糜泻的人并不建议无麸质饮食。除此之外，通过摄入无麸质减肥的说法也毫无根据可言。

　　世界上有些人食用麸质后会出现头晕、腹胀、腹泻，那么这些人减少麸质摄入是有意义的。但是对正常人来说，无麸质并不能预防疾病或减轻体重，仅凭"看起来好像对身体有益"这一理由就减少麸质的摄入这一做法并不推荐。虽然无麸质通常比普通食品贵，但从健康角度来讲它并不是物有所值。

日式饮食盐分含量高

日式饮食于2013年被列入联合国教科文组织非物质文化遗产名录，虽然许多人对日式饮食持有"健康"这一印象，但实际上能够证明日式饮食真正对健康有益的证据十分微弱。确实，日本料理中通常含有更多的鱼和蔬菜，这一点是它的可取之处，但它有两个非常重要的问题：（1）高碳水化合物；（2）盐分含量过多。

碳水化合物占日本人总热量摄入量的58%[1]，高于美国人的50%和法国人的45%。当然，茶色碳水化合物对健康并无害处，但很少有日本人将糙米和荞麦面作为主要的碳水化合物摄入渠道。碳水化合物的问题已经在第三章中详细讨论过了，这里将重点讨论盐的问题。

日本人比美国人摄入更多的盐分

令人惊讶的是，日本人的盐分摄入量比经常吃汉堡和比萨等"不健康食物"的美国人还高（见图3-7）。根据2013年的一项研究来看[2]，

图3-7　按国别统计的盐分摄入量

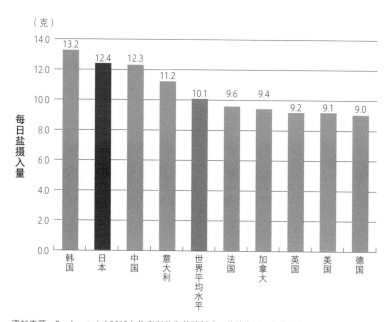

资料来源：Bowles et al.（2013）作者以此为基础制成，此处为2010年的数据。

日本人的每日盐摄入量为12.4克（男性每天为13.0克、女性为11.9克），而比世界平均水平的10.1克和美国的9.1克分别高18%和27%[3]。

那么盐分摄入过多会引起哪些问题呢？盐对健康最为人熟知的影响是与血压有关。肾脏会排出过多的盐分，但是如果盐分摄入过多，肾脏将无法进行处理，多余的盐分会在体内积聚。然后，血液的渗透压变高，人脑试图稀释血液，并发出"因为口渴而喝水"的命令。由于这是生理反应，通过"坚强的意志力"来让自己少喝水基本上是不可能的。顺带一提，如果在海洋中遇难，喝了海水会加速死亡（因为海水中的盐分含量高达3%，而人体中的盐分含量只有0.9%）。

这些生理反应的结果是，人喝水并且体内的血液量增加。用软管洒水时，扭转水龙头以增加水量会导致软管膨胀，软管壁的压力就会增加。同理，当人体周围的血液量增加时，会给血管造成压力，也就形成了高血压。

盐分摄入过多引起的疾病

高血压如果不及时治疗，血管会逐渐受损，导致动脉粥样硬化，最终阻塞血管，导致脑卒中和心肌梗死。根据最新研究[4]，饮食习惯是导致死亡和残疾（例如瘫痪）的第一大原因，而高血压是第二大原因。希望你能理解盐分摄入问题对健康的重要性。

有两种主要的方法可以减少盐对健康的不良影响：（1）减少盐的摄入量；（2）吃富含钾的食物。

盐和钾的作用相反。盐会升高血压，而钾则有助于从体内排泄盐（钠），从而降低血压。因此，钾含量高的蔬果有助于降血压。

根据一项研究，钾摄入最高的组的死亡风险比钾摄入最低的组低20%[5]。根据报道指出，当盐与钾按比例计算时，盐摄入量高的人死于心肌梗死的可能性是钾摄入量较高的人的2倍。需要注意的是，摄入过多的钾对于肾功能不良的人是危险的。血液中钾的含量过高有导致心律不齐的风险。许多高血压患者通常肾功能也不好，因此，如果你在体检过程中发现肾脏有问题，请务必在增加饮食中的钾含量之前咨询医生（请教有关肾脏疾病患者的最佳饮食）。

容易发生心肌梗死和脑卒中

研究表明[6]，高盐饮食会升高血压，并增加心肌梗死和脑卒中的风险。也有报道说，减少盐的摄入量和增加钾的摄入量可使心肌梗死和脑卒中的风险降低25%[7]。而且，根据汇总了19项观察性研究的系统评价可知，高盐饮食的人脑梗死的风险高达23%[8]。

事实上，盐的摄入不仅会导致高血压，还可能会导致胃癌[9]。有一个初步的理论认为，欧美人患结肠癌的人更多而亚洲人患胃癌的人更多的原因之一是亚洲饮食中都含有大量的盐分。

还有研究表明，高盐会引起骨质疏松症[10]。当盐随尿液排泄时，对骨骼具有重要作用的钙也将流失。

无论如何，盐对于健康具有非常重要的意义。日常饮食要保持中低盐饮食，并通过吃蔬果来控制盐分摄入。

味噌汤即使稀释后也尽量少喝

在这里，我想解释一下人们经常会产生的误解：由于很多亚洲人经常喝味噌汤（一种高盐汤），因此可以通过停止喝味噌汤或少盐来控制盐分的摄入。也可能有人会将味噌汤中加水稀释后全部喝掉，但是这完全没有意义。将味噌汤中加水变成原来的两倍量喝了之后，摄入的盐分并没有改变。重要的不是"味道是否咸"，而是有多少盐进入了口中。当然，面汤也是如此。

以相同的方式思考，你可以将汤的饮用量减半而不是改变汤的浓度。这是因为无论将浓度稀释一半而不改变量，还是以原浓度饮用完，进入体内的盐量都是相同的。

首先试着戒掉味噌汤和咸菜

过去经常有这样的饮食建议：试着增加味噌汤中蔬菜和海藻的量，这样一来汤的比例就会减少，相对来讲也会减少盐分的摄入量。

然而，我给盐分摄取过量的患者的建议是：干脆戒掉味噌汤和咸菜。可能我们已经养成了这样的饮食习惯，但要将它们从餐桌上撤离，似乎并不是很难做到的事情。味噌汤和咸菜中含有的营养物质在新鲜蔬果中也同样能摄取到。

2 | 牛肉、猪肉、香肠和火腿对健康有害

　　2015年10月，世界卫生组织国际癌症研究机构（IARC）发表了这样一项研究[1]：加工肉制品有致癌性，红肉有诱发癌症的风险（见表3-2）。IARC基于全世界多项研究为基准将肉类分成两大类：火腿、培根、香肠等加工肉制品为第一类（有致癌性），红肉为第二类A（有致癌风险）。顺便说一下，红肉虽然也包括瘦肉，但和人们常说的脂肪含量少的"瘦肉"的含义并不相同。

表3-2　IARC的致癌风险清单

第一组	有致癌性	119种物质
第二组A	有致癌的可能性	81种物质
第二组B	有致癌的风险	292种物质
第三组	无法评判是否有致癌性*	505种物质
第四组	可能不会致癌	1种物质

* 没有足够的证据评估致癌性。
资料来源：IARC Monographs, volumes 1–117（http://monographs.iarc.fr/ENG/Classification/）。

　　红肉是看起来像牛肉或猪肉一样红色的肉，还包括所谓的"大理石肉"。鸡肉被描述为白肉，不包含在红肉内，具体分类见表3-3。

表3-3　红肉和白肉

红肉（对身体有害）	白肉（对身体无害）
牛肉（不论部位）、猪肉、羊肉（羊羔肉、羊肉）、马肉等	鸡肉

资料来源：根据世界卫生组织（http://www.who.int/features/qa/cancer-red-meat/en/）制成。

第一组具有最强的致癌性，该组中的其他物质包括烟草和石棉，第二A组中的其他物质包括铅化合物。对于加工肉制品，据报道每天摄入量增加50克（1条热狗，2片培根片）会使大肠癌的风险增加18%。每天摄取100克红肉，结肠癌的风险就会增加17%。

• 它不适用于日本人吗

该研究在日本被广泛报道并引起关注[2]。世界各地的肉类行业都发表了反对意见，包括日本肉类加工协会在内的三个组织也联合发表声明，称"这可能会动摇人们对加工肉类的信心"。当然，相关行业称这将会严重影响销售业绩，因此必须反对。所以全力鼓吹红肉和加工肉制品对健康并不会造成危害。其中，我经常看到这样的说法："该结果不适用于日本人，因为日本人对红肉和加工肉制品的摄入量很小。"当然，根据2013年日本国民健康与营养调查（National Health and Nutrition Survey）显示，日本人的肉类摄入量为63克（红肉50克，加工肉制品13克），在世界上属于较低水平。但是，日本人的摄取量真的没有问题吗？

我相信，很多国家地区都存在红肉和加工肉制品摄入超标的问题，中国也不例外。所以是否应重视红肉摄入量的限制，需要更谨慎一些。

首先，让我们简单解释一下大肠癌，这些研究中也谈到了大肠癌。大肠癌可根据发生部位分为直肠癌和结肠癌两种，如果在肛门附近的直肠中发展为癌，则称为直肠癌；如果远离肛门的结肠中发展为癌，则称为结肠癌（见图3-8）。

图3-8　大肠癌的发病部位

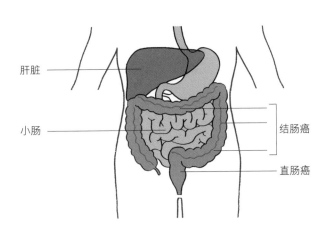

由于日本的饮食文化受到欧美的影响，导致日本人的大肠癌发病率急速增加（可能中国也存在这一问题）。从患癌人数（发生率）来看，结肠癌在男性中仅次于胃癌和肺癌，在女性中仅次于乳腺

癌。具体分析见图3-9。在死亡率方面，在男性中，它仅次于肺癌和胃癌，排第三；在女性中排名第一（第二位是肺癌，第三位是胃癌）。毫不夸张地说，它是日本人重要的癌症之一，因为它受饮食的影响很大。

图3-9 身体各部位患癌病例数的变化

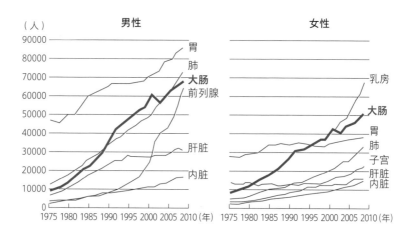

资料来源：美国国家癌症研究所癌症控制信息中心。

• 大肠癌的风险增加

日本国家癌症中心的研究人员对日本人进行了一项研究[3]。对从岩手到冲绳这一大范围内居住的45～70岁大约8万人的日常生活进行了长达8～11年的追踪调查。结果发现红肉和加工肉制品的摄入量越高，患大肠癌的风险就越高。

当将大肠癌分为结肠癌和直肠癌来看时，红肉和加工肉制品对结肠癌的影响得到了证实。根据红肉的摄入量分为5组，摄入量最高的组比摄入最低的组患结肠癌的风险高48%[4]（见图3-10）。

图3-10　日本人摄入红肉和加工肉制品与大肠癌之间的关系

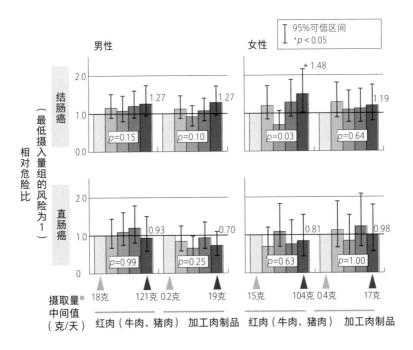

※指根据与对一部分受试者进行的直接饮食记录调查的结果与相比较的结果基础之上得出的值。求得的最接近实际摄入量的数值。为方便理解直接显示为摄入量。

注意：图中的 p 值 < 0.05，表示摄入量越高，患癌的风险越高。

※该数字表示与最低摄入量组相比，风险具有统计学意义。

实际上，在本研究中主要是通过问卷调查的形式来了解人们的食物摄入频率的。对于估算实际摄入量还有一定难度，因此，应将摄入量理解为仅供参考的数值。

资料来源：Takachi et al.（2011年）部分修改。

尽管在男性中有意义的统计很少，但也一致认为红肉摄入量越多，患结肠癌的风险就越大[5]。

• 香肠和火腿也会增加死亡率

对于加工肉制品，分为5组的分析未得出统计学显著结果。但是，当按10个组进行更详细的分析时，男性摄入量最高的组患结肠癌的风险增加37%，具有统计学意义[6]。尽管在女性中没有获得统计学显著结果，但是仍然存在结肠癌风险增加的趋势[7]。

• 脑卒中和心肌梗死的风险增加

红肉和加工肉制品与其他健康方面之间的关系如何？放眼世界，也正在开展大量的研究。整合了9篇论文的系统评价显示[8]，加工肉制品的摄入量越高，总体死亡率就越高，脑卒中和心肌梗死的死亡率也越高，癌症的死亡率也越高[9]。

根据汇总5篇论文的系统评价[10]，每天每摄入50克加工肉制品，脑卒中风险会增加13%[11]。每天摄入100~120克红肉，脑卒中的风险就会增加11%[12]。

总而言之，在日本人中，牛肉、猪肉等红肉以及火腿和香肠等加工肉制品不仅增加了患结肠癌的风险，还导致脑卒中和死亡率的增加。如果将二者进行比较，发现加工肉制品对健康更不利。建议在日常饮食中尽量减少红肉和加工肉制品的摄入，而应该多吃鱼类（对健康有益）和鸡肉[13]。

鸡蛋 "每周最多吃 6 个"

最近，有一些文章说，以前认为应该将鸡蛋数量限制为每天1个的建议是不正确的。例如，2016年5月2日，《日经Gooday》发表了一篇标题令人兴奋的文章[1]：《每天只吃一个鸡蛋是一个谎言？取消目标胆固醇摄入量的原因》。这也是一个非常容易令人误解的标题，因此我想在本专栏中阐明鸡蛋与健康之间的关系。

本文的发表契机是厚生劳动省每五年发布的《日本食物摄入标准》（2015年版）中没有胆固醇摄入标准（目标量）。早就知道血液中的坏胆固醇（低密度脂蛋白胆固醇）含量高会增加心肌梗死和脑卒中的风险。其中认为高膳食胆固醇的摄入也会增加血液中的胆固醇，因此限制膳食胆固醇摄入，建议不应该吃太多富含胆固醇的鸡蛋。但是随后的研究表明[2]，膳食中的胆固醇水平与血液中的坏胆固醇水平之间只有很小的相关性。因此，删除了膳食中胆固醇含量的目标值。

每天吃1个以上鸡蛋的风险

但应注意的是,这并不意味着就可以吃很多鸡蛋了。这是因为"膳食中的胆固醇含量与血液中的胆固醇水平之间没有相关性"和"即使膳食中胆固醇含量高,对健康也没有不利影响"是完全不同的问题。实际上,2013年发表的纳入6项研究的系统评价发现[3],鸡蛋与健康之间的关系如下:

• 每天吃一个或多个鸡蛋的人群患2型糖尿病的风险要比只吃很少鸡蛋(每周少于一个鸡蛋)的高42%[4];

• 鸡蛋摄入量与心肌梗死、脑卒中和死亡没有显著相关关系;

• 但是,仅对糖尿病患者进行分析时,每天吃一个或多个鸡蛋的组比几乎不吃鸡蛋的组死于心肌梗死或脑卒中的风险高69%[5]。

在2008年发表的另一项研究中[6],与每天吃一个鸡蛋的人相比,每天吃一个鸡蛋的人患心力衰竭的风险为28%[7],每天吃两个或更多鸡蛋的人的风险高达64%[8]。这项研究表明,每周将摄取的鸡蛋量控制在6个以内,则没有增加心力衰竭的风险。

预防疾病比关注胆固醇水平更重要

正如我在本书中重申的，健康饮食的目的不是改善血液检测数据，而是预防疾病。我们会在各媒体找到许多健康信息，以改善血液检测指标，但不要被这些数据所迷惑。即使血液检测显示数据良好，但患病风险更高的情况也是有的，如此一来就变得本末倒置了。

吃鸡蛋也许并不会直接导致人体血液中坏胆固醇的增加。然而，鸡蛋摄入量越多，患糖尿病和心律不齐的风险就越高。而糖尿病患者患心肌梗死和脑梗死的风险也很高。我认为即使吃鸡蛋，也要保证一周6个以内，这样对健康是最有益的。

顺便一提，蛋壳的颜色与鸡蛋的营养毫无关系，只是鸡的种类不同而已。在营养价值方面并不需要在意鸡蛋是白色的还是茶色的。蛋黄的颜色也是由鸡吃了什么决定的，与营养含量无关。如果让鸡吃红辣椒，那么蛋黄就会变成深橘色。在电视等媒体上也许会有采访人员在看到鲜黄色的鸡蛋之后惊叹"这是鸡蛋新鲜的证据"的评论，但实际上并不完全是这样的。

零热量对健康的影响也是零吗

"因为白糖和白色碳水化合物一样，对健康有不良影响，所以应该尽可能减少摄入"这一观点似乎已无须争论。在欧美国家很多人从可乐和雪碧等含糖饮料中摄取糖分，这似乎也成为一个问题。顺带一提，橙汁、苹果汁等乍一看很健康的果汁，也和含糖饮料一样对人体无益，这一点需要大家注意，前文也提到过。

受减肥等一些健康热潮的影响，有很多人把含糖饮料换成了零卡可乐、零卡雪碧等。然而这种"减肥饮料"也许对人体有害。

一般情况下，减肥饮料指的是虽然有甜味，但是热量含量非常低的饮料。由阿斯巴甜、三氯蔗糖（即蔗糖素）等人工甜味剂来代替蔗糖。阿斯巴甜的甜度是砂糖的180倍，三氯蔗糖的甜度是蔗糖的300倍。如果去便利店，可以找到各种饮料的"减肥版"。

认为它有害的研究成果

实际上，有关减肥饮料中使用的人工甜味剂是否对人体有害这件事，科学界尚未定论。一些研究表明它对健康有害，另一些研究则表明它对健康并没有不利影响（当然，也没有研究结果表明人工甜味剂对健康有益）。

一项观察性研究发现，根据2014年的系统评价[1]，人工甜味剂的摄入量与体重或BMI没有关联，但随机对照试验表明，将人工甜味剂代替蔗糖会减轻体重。如第一章所述，随机对照试验是一项质量较高的研究，因此，以人工甜味剂代替蔗糖的饮食被认为对减肥有效。

另一方面，2017年进行的一项研究表明[2]，喝减肥饮料会增加脑卒中和阿尔茨海默病的风险。每天喝减肥饮料的人脑卒中的风险和患阿尔茨海默病的风险比不喝者高约3倍。

但是，有人认为这项研究的结果实际上可能没有因果关系[3]。例如，肥胖患者或患有心脏疾病且在医生的指导下不喝甜饮料的人通常会转而喝减肥饮料。乍一看，是因为喝了减肥饮料而患了病，但实际上是已经有潜在疾病风险的人会经常喝减肥饮料（即用减肥饮料代替含糖饮料）。也就是说，并不是因为喝了减肥饮料人才生病的，而是因为本身患有疾病不能喝含糖饮料，所以才转向选择减肥饮料。我们只是受到了这些人的影响，所以才会这样认为的。

此外，可以想象，就其他生活方式而言，喝减肥饮料的人与根本不喝减肥饮料的人也有所不同。比如，喝减肥饮料的人更倾向于喜欢油腻食物和白色碳水化合物。当然，尽管校正和分析了诸如热量摄入之类的数据，但并非所有差异都可以得到校正，因此，习惯喝减肥饮料的人，真正造成疾病的原因很有可能是"其他生活习惯"所致。

尽可能避免零卡路里（即零热量）

尽管人工甜味剂非常甜，但对血糖水平影响不大。从人类大脑的角度分析，吃了非常甜的食物之后，血糖值就会上升，所以也有人工甜味剂会导致大脑混乱的说法。所以在那之后即使食用了真正能够引起血糖水平上升的食物也不会得到太多的饱腹感。如此一来，即使人工甜味剂本身对身体无害，由它引起的大脑混乱和由此产生的饮食习惯的改变却可能对健康产生长期的不利影响。同时，也有人工甜味剂会导致肠道菌群失调的说法[4]。

当前状况是，人们对饮食、饮料和人工甜味剂对健康的影响尚不十分了解，有待进一步研究。当然，相较于普通碳酸饮料而言，低热量碳酸饮料可能会对健康的损害少一点儿。因为人工甜味剂也有对身体有害的说法，所以最好不喝。如果非常想喝，不要盲目相信"因为是零卡所以放心喝"，正视它会对身体产生不良影响的可能性，建议尽量控制摄入量。

第四章

病人、老人、儿童和孕妇的"终极饮食"

到目前为止，我们已经讨论了普通健康人群的健康饮食。但是，并非所有人都是通过吃相同的食物就能保持健康的。本书解释的内容与医生建议的饮食方式之间的差异可能会使一些读者感到困惑。迄今为止，针对病人、儿童和孕妇等的最佳饮食与针对健康成年人的最佳饮食有很多不同。令人遗憾的是，对于这些人来说，健康饮食的证据薄弱，但是我希望尽可能进行对比解释说明。

• 糖尿病患者的"终极饮食"

对于糖尿病患者来说，最重要的是控制血糖。白色碳水化合物和糖是血糖的大敌。而实际上，吃牛排等肉类并不会显著升高血糖水平。而摄入白色碳水化合物和糖类会使血糖水平急剧上升，从而增加糖尿病的患病风险。因此，对于糖尿病患者来说，限制白色碳水化合物和糖十分有必要。实际上，纳入10项随机对照试验的系统评价显示[1]，较低的白色碳水化合物摄入量可以改善糖尿病患者的血糖水平。

但是，这里的问题是吃什么来代替白色碳水化合物和糖。仅减少白米的量或许可以更好地控制血糖水平，但总有一天会因为肚子饿而暴饮暴食从而导致反弹，所以吃什么来代替白米和糖是关键。

"只要控制碳水化合物的摄入，取而代之吃牛排或其他低碳水食物就可以"，有人可能会提出这样的饮食指导，但大错特错。

大量食用红肉和脂质可能会降低血糖水平，但会增加心肌梗死和大肠癌的风险（本书中已经解释）。糖尿病患者的治疗目的不是校正血糖水平数据，而是预防由糖尿病引起的脑梗死和肾脏疾病等并发症。仅通过"匹配数字"来保持良好的血糖数据是没有意义的。

糖尿病患者可能应该吃的不是白色碳水化合物和糖，而是"终极饮食"。糖尿病患者除非肾功能不好，否则无须限制除白色碳水化合物外的其他食物。因此，减少白色碳水化合物的同时应该增加以下食物的摄入量：（1）蔬菜和水果；（2）鱼；（3）茶色碳水化合物（粗杂粮）；（4）橄榄油；（5）坚果。可以看出，白色碳水化合物的真正替代品是茶色碳水化合物。

由于茶色碳水化合物通常含有大量的膳食纤维，即使它们富含碳水化合物，对血糖水平的影响也会小很多。相反，它们具有预防脑卒中和癌症的作用。用糙米代替白米，用荞麦面代替乌冬面和拉面，注意选择荞麦粉比例很高的荞麦面。如此一来，不仅可以改善血糖水平，而且从长远来看还有望降低脑卒中和癌症的风险。

又或者，用大量蔬菜代替白色碳水化合物。如不吃白米饭而是将大量沙拉作为主食，说不定更容易吃饱。

需要注意的是，当糖尿病病情恶化时，肾功能也会恶化。此时需要限制钾和蛋白质的摄入，因此有必要从"糖尿病饮食"改为"肾脏疾病饮食"（详细情况将在后面讲述）。当"虽患有糖尿病但肾功能还不错"时，建议积极食用蔬菜。但当肾功能开始变得不好时（肾脏疾病几乎没有主观症状，患者不知道，因为经常发生这种情况，请定期检查并咨询医生），必须通过减少蔬果的摄入量来改变饮食，以使血液中的钾含量不再继续增加。饮食方面的各种自由转换也十分重要，这一点需要灵活运用。

• 高血压人群应减少盐分摄入

盐是高血压患者的大敌。在吃"终极饮食"时，有必要尽可能减少盐的摄入量。开始吃低盐餐时可能因没有什么味道而不太想吃，但慢慢习惯后，会发现它实际上非常美味。对于那些在家做饭的人，不应通过增加高汤，而是添加香味浓烈的食物（如柠檬、紫苏等）来减少盐分用量，那么即使是少盐的一餐也将会变得可口。辛辣成分（例如胡椒粉）也可以代替咸味。用盐以外的其他味道刺激味蕾是轻松限盐的小秘诀。

对于经常外出就餐的人来说，控制盐分摄入非常困难。饭店里的饭菜通常含有大量的盐。即使在家中习惯了清淡口味，外出就餐时也会很快适应浓郁的口味。这样，慢慢地会对家中的调味料不满足。对于不得不经常外出就餐的人，尽可能选择清淡的菜品很重要。

从长远来看，<u>高血压也会引起肾脏疾病</u>。如果开始出现肾功能失代偿，则需要从低盐高钾的"高血压饮食"转向低钾（减少蔬果）低盐的"肾脏疾病饮食"。

• 钾、蛋白质和盐是肾病患者的大敌

慢性肾脏病患者的"良好饮食"不同于健康人的最佳饮食。肾脏是产生尿液的地方。肾脏通过过滤血液，筛出体内废物，再通过尿液将其排出体外。因此，当由于糖尿病或高血压导致肾功能下降时，废物积聚在体内，将引起各种不适。慢性肾脏病是一种肾功能受损的疾病。

如果肾功能严重恶化，则有必要将血液抽出体内，进行清洁，然后使用人工透析机将其送回体内（即透析）。这种人工透析通常需要每周进行3次，每次4～5小时。或者通过肾移植改变病理状态。肾脏疾病的问题是尿液中本应丢弃的东西仍然留在体内。因

此，如果与健康时吃相同的食物，健康时不会在体内堆积的废物此时会开始在体内堆积，从而引起各种不适。

钾对于患有晚期肾脏疾病和肾功能下降的人来说是最危险的。大多数蔬果中均富含钾，健康人摄入会促进人体盐分的排出，并具有降血压的作用。但是，对于肾功能不全的人（肾功能已降至正常水平的20%以下的人）无法通过尿液排出过剩的钾，从而导致血液中的钾浓度过高。

心脏是重要的器官，有规律地将血液输送到全身各处，但是当血液中钾的浓度升高时，则有可能导致心律不齐。血液中高钾引起的心律不齐是严重的心律失常，称为"室颤"，重则危及生命。特别是对于接受透析的患者，尽可能不要吃太多蔬菜和水果（同时咨询医生有关钾的问题）。因为患有慢性肾脏病的人往往血钾过高，因此请咨询医生以了解究竟可以食用多少蔬菜和水果。

在患有肾脏疾病的患者中，蛋白质也会对身体产生不利影响。慢性肾脏病患者如果摄入过多的蛋白质，尿素（蛋白质的代谢产物）会在体内堆积，从而引起反应迟钝等。因此，患有慢性肾脏病的患者应该尽量减少蛋白质的摄入。透析患者如果摄取大量蛋白质，蛋白质分解产生的代谢产物会在体内堆积。这是因为透析机不能充分去除这些物质，长期积累会导致动脉粥样硬化。食品防腐剂和可乐等碳酸饮料中的含磷量很高，也会影响肾脏代谢，因此尽可能避免摄入。

最后，盐也是肾病患者的敌人。透析虽然可以从体内清除多余的水分和盐分，但是如果盐摄入量过多，则单次透析不能完全清除或在透析过程中导致血压下降。透析期间经常因血压骤降而导致脑卒中的风险也较高。高盐饮食不仅会导致高血压，它还会增加脑卒中和心肌梗死的风险。

• 老年人应该适量吃肉

令人遗憾的是，就老年人"最好的饮食"是什么这一点，没有充分的研究证据表明。然而，关于控制糖尿病患者的血糖水平，最近收集到的研究资料表明，老年人在并没有受到太多饮食限制的情况下可能更长寿。或许对于日常用餐这一观点也成立。换句话说，在中年时，最好不要进食会增加生病风险的膳食，例如白色碳水化合物和瘦肉，但是当变老且食欲减退时，适当放松饮食限制或许对身体更有好处。

对于有食欲的老年人来说，只要是健康的，没有糖尿病和肾病等疾病，基本上想吃什么就可以吃什么。另一方面，有一种理论认为，饮食清淡且食量不大的老年人可以吃些白色碳水化合物或瘦肉，吃一些热量较高的食物可能更利于健康。

过度限制饮食会导致营养不良，其弊端超过了饮食限制所带来的好处。老年女性，特别是瘦弱的女性，大多患有骨质疏松症，很容易跌倒而导致长期卧床。这不仅会导致身体无法活动，还会使身体虚弱并引起肺炎和阿尔茨海默病，重则危及生命。饮食量的减少也会导致肌肉量随之减少，跌倒的风险也会增加。

因此，如果不考虑苛刻的饮食限制，能吃的东西尽可量多吃才会维持肌肉，从而跌倒的风险也会降低。实际上，有研究表明，适度吃肉的日本老年人跌倒骨折的风险较低[2]。

高血压老人应该怎么办呢？实际上，以前认为不需要太严格地控制老年人的血压状况。但是，根据2015年发表的一项随机对照试验的结果，对于75岁以上的老年人而言，适当控制血压可以有效预防心肌梗死和脑梗死等疾病的风险[3]。血压较高的老年人应该适当控制盐分的摄入量。

• 有助于儿童成长的良好饮食

令人遗憾的是，对于儿童而言真正健康的饮食也没有充分的证据证明。儿童基本上是与成年人吃相同的饮食，但是在成长期或进行大量运动时，会消耗很多热量，所以有可能出现热量不足。如果不算肥胖，根据食欲状况增加食物的摄入量似乎更好一些。

但是，即使增加食物的摄入量，也不要食用不健康的食物，例如糖果和果汁等。应尽量让成长中的青少年多吃鱼肉和鸡肉等富含优质蛋白质的食物，未经加工的蔬果，以及茶色碳水化合物等对健康有益的食物。

童年也是味觉形成的时间。吃着糖果长大的孩子成年以后，比起水果，似乎更喜欢吃糖果。由此可见，从孩子的成长初期就给他提供健康的饮食是非常有益的。

表4-1显示了美国梅奥医学中心[4]主页上介绍的用餐指南，可作为参考。

表4-1 估计的儿童每日用餐量

	2~3岁	4~8岁（女）	4~8岁（男）	9~13岁（女）	9~13岁（男）	14~18岁（女）	14~18岁（男）
热量（千卡）①	1000~1400	1200~1800	1200~2000	1400~2200	1600~2600	1800~2400	2000~3200
蛋白质②	20~25克	25~40克	25~40克	40~55克	40~60克	50~55克	60~65克
水果	1~1.5杯	1~1.5杯	1~2杯	1.5~2杯	1.5~2杯	1.5~2杯	2~2.5杯
蔬菜	1~1.5杯	1.5~2.5杯	1.5~2.5杯	1.5~3杯	2~3.5杯	2~3杯	2.5~4杯
杂谷类	85~140克	110~170克	110~170克	140~200克	140~255克	170~225克	170~280克
奶制品	2杯	2.5杯	2.5杯	3杯	3杯	3杯	3杯

① 最佳热量摄入量根据生长和活动来定。
② 由于认为在梅奥医学中心网站上推荐的蛋白质过多，因此仅引用了厚生劳动省"日式饮食摄入标准"（2015版）中的蛋白质数据。

注意：一杯水果的量大约为一个苹果，一根大香蕉，一个大橙子。
一杯蔬菜相当于一小盘蔬菜，如果是绿叶菜，则需是2倍的蔬菜量。
一杯奶制品是一杯牛奶、约40克奶酪。

资料来源：作者以梅奥医学中心网站为基础制成。

顺便说一下，儿童肥胖已成为美国的社会问题。孩子们真的很喜欢甜蜜的糖果和零食，所以给他们吃可以，但很有可能导致肥胖。事实证明，儿童时期的肥胖对整个人的一生都有长期不利的影响。根据2011年的一项研究发现[5]，儿童期肥胖的人在成年后更容易患上糖尿病、高血压、心肌梗死和脑卒中等疾病，并与过早死亡也有关系，所以父母责任重大。

母乳喂养的好处众所周知。母乳喂养的婴儿感染腹泻、肺炎和中耳炎的风险较小，同时还有促进智力和降低糖尿病风险等好处[6]。母乳喂养不仅对婴儿，对母亲也有益处，它可以降低患乳腺癌和卵巢癌的风险。

• 孕妇应多吃蔬菜和鱼类，尽量避免生食

2015年3月，英国BBC刊登了一篇有趣的文章。这篇标题为"有关食物和怀孕的传说"[7]的文章是有关世界各地孕妇饮食的各种无根据的民间传闻。据记载，在日本，孕妇如果吃很多辛辣食物，所生的孩子就会变得急躁。

因为此项记载过于神奇，相信它的人可能很少。但建议在孕期最好吃些使身体温热的食物而不要吃凉食，听过这样传闻的人应该有很多吧，它其实也没有科学依据。令人遗憾的是，为孕妇提供良

好饮食的证据也很薄弱。但在已知的知识范围内，保持摄入科学证明的健康饮食应该没错。

首先，要摄入充足的水果和蔬菜。最好每天都能吃5个单位（385～400克）。其中富含的叶酸是必不可少的，因为它降低了胎儿神经管畸形的风险。特别重要的是，在怀孕初期就需要有足够的叶酸，因此建议孕妇食用足够的水果和蔬菜，并同时补充叶酸制剂。如果担心农药残留，可以食用有机蔬果。

特别是怀孕期间摄入鱼油可降低后代患哮喘和糖尿病的风险[8]。但是，某些类型的鱼含有汞，因此最好食用汞含量较少的鱼。随着食物链的上升，生物体中的汞含量也会累积增加。表4-2显示了不同鱼类中的汞含量。

表4-2　不同鱼类的汞含量

含汞量	鱼种
含汞量高	黑鲔鱼（蓝鳍金枪鱼），箭鱼，红金眼鲷，大眼金枪鱼，宽吻海豚（含量特别多），短肢领航鲸（含量特别多），阿氏贝喙鲸，抹香鲸
含汞量中等	深红鲷鱼，四鳍旗鱼，无鳔鲉，南方蓝鳍金枪鱼（印度金枪鱼），蓝鲨
含汞量少	黄鳍金枪鱼，长鳍金枪鱼，黑金枪鱼，金枪鱼罐头，三文鱼，鲭鱼，沙丁鱼，刀鱼，鲷鱼，鲣鱼

资料来源：日本厚生劳动省《我想让即将成为妈妈的你了解的鱼类知识》。

在怀孕期间应严禁生食。这是因为它可能导致食物中毒和寄生虫感染。出于同样的原因，在怀孕期间不仅应避免生鱼，还应避免未完全煮熟的肉、生鸡蛋和半熟鸡蛋以及发酵的奶酪。生蔬菜可能含有弓形虫（由猫粪引起），因此请彻底清洗再食用或者煮熟食用。另外，弓形虫不仅可以通过饮食传播，还可以通过土壤（例如园艺）传播，因此在怀孕期间应避免与不洁土壤接触。

也有报道说在怀孕期间摄入过多的蛋白质是不好的。研究表明[9]，保守地将蛋白质供能降低至25%以下可降低胎儿的死亡风险和子宫内发育迟缓的风险。保持均衡饮食一定没错！

有关怀孕期间饮食的更多信息，如果查看世界卫生组织主页[10]可能会有所帮助。

如何通过互联网获取正确的健康信息

此处允许我再重申一遍，日本电视节目和健康图书中介绍的许多健康信息都是不可靠的。那么，究竟我们将如何获得正确的健康信息呢？

要真正实现健康的第一步就是：电视等媒体中的健康信息，书店出售的"健康书"（许多关于健康的书都不准确，因此使用引号将其称为"健康书"，并非真正意义上的健康书），以及互联网信息等这三点我认为不要太相信。

由于这些是基于市场原则（经济合理性）进行的，因此，它们是以吸引人们的目光和提高书籍销售量为目标的，新颖性和意外性比信息正确性具有更高的优先级。一本名为《多吃蔬菜吧》的书摆出来可能根本卖不出去，但是一本《如果要健康就不要吃蔬菜》的书可能会成为最佳畅销书。尽管前者才会使读者受益。

令人遗憾的是，电视媒体、"健康书"和网络上的健康信息并不能真诚地为你提供有用的信息。因为大家都对与健康有关的事情感兴趣，因此利用这种心态而将其作为营销工具，便可以实现较高的收视率和销售量。

当然，并非所有人都是真正从消费者健康出发，有些人只是为了提高销售额。因此怀疑电视和"健康书"中的健康信息是迈向健康的重要一步。

在日本，有关健康的虚假信息在互联网上泛滥成灾，这已成为一个社会问题。即使是专家，若想找到真正正确的信息，也需要下一番功夫。因此可以说，对于没有医学知识储备的人来说几乎是不可能的。

如果想要通过互联网获取健康信息，我推荐美国国家癌症研究所发布的信息。但遗憾的是，它并不包含癌症以外的主题。所以大家发现有关日常饮食的知识很多都无法确认真伪。有的医生自媒体经营的有关疾病及其治疗方法的博客和公号就非常出色[1]，但不幸的是，饮食方面的信息很少。

可以信赖的健康信息[1]

因此，解决此问题的最佳方法是"使用英语搜索"。即使使用Google，但是如果用日语（google.co.jp）搜索，也会发现许多不正确的健康信息。如果以英语（google.com）搜索相同的内容，则可以获得较高质量的健康信息。

当然，即使用英语搜索，也会浏览到一些不正确的信息，例如个人博客和广告，因此你必须从中选择正确的信息。但是，如果用日语搜索，则可能首先没有网站提供有关饮食的正确信息。如果英语不好，也可以先用英语（google.com）搜索之后再用Google翻译。

使用Google搜索英语健康信息后，你需要从最后一个列表中选择一个可靠的信息。当然，用英语搜索也并不意味着所有信息都一定是正确的，这一点需要注意。顺便说一句，在饮食方面，哈佛大学公共卫生学院（https://www.hsph.harvard.edu）、美国梅奥医学中心（https://www.mayoclinic.org）和民间企业WebMD[2]（https://www.webmd.com），这些网站上的信息方便阅读且易于理解。世界卫生组织[3]以及其下属机构国际癌症研究机构（IARC）的网站、西方学术团体的指南以及国家实验室也会发布一些健康信

---

1 由于目前谷歌搜索功能在中国尚未开放，本节内容可作为文献资料搜索方式进行了解。——编者注

息。虽然他们的文章比上述几家网站的语言风格略显正式，但这些
健康信息非常值得信赖。总之，以下内容会帮助你获取正确的健康
信息。

通过7个步骤获得有关饮食的正确信息

步骤1：首先，为你感兴趣的健康信息选择一个关键词（例如
鱼类）。

步骤2：将关键词翻译成英文（例如fish）。

步骤3：因为我们需要有关它的"健康信息"，所以需要加入
单词"health"和"evidence"。在此示例中，有三个词："fish
health evidence"。需要注意的一点是，如果不输入"evidence（证
据）"一词，将无法找到科学信息。

步骤4：使用这三个关键词进行Google搜索。使用"google.
com"进行搜索，而不是"google.co.jp"。然后，"使用Google.
com"将显示在右下角，点击它（可以通过点击右下角的"使用
Google.com"按钮在美国本国使用Google搜索）。

步骤5：从列出的站点中选择一个包含"hsph""mayoclinic"和"webmd"的站点。

步骤6：点击"翻译此页面"，让Google翻译。（根据网页的不同，有的没有此功能，在这种情况下，最好复制并粘贴首页内容，然后再使用Google翻译进行翻译）。

步骤7：仔细阅读并理解内容。

即使使用这种方法，哈佛大学公共卫生学院和梅奥医学中心也可能不提供信息。但是，只要是用这种方法找到的信息，基本上都是质量很高的信息。而且这些健康信息也会每天更新，因此如果你对饮食或健康有任何疑问，请一定试试这种方法。

注释・参考文献

本书的使用方法

[1] 例如，在2008年的一项调查中，有27%的美国医学院没有进行至少25小时的饮食和影响教育课程。Womersley K, Ripullone K. Medical schools should be prioritising nutrition and life- style education. BMJ. 2017; 359: j4861.

[2] "不使用标识"厚生劳动省的"健康饮食"审查提案《产经新闻》（2015年7月2日上午版）。
美国农业部和哈佛大学公共卫生学院健康饮食版块建议将未精制的碳水化合物（全谷物）作为健康饮食，但在日本（膳食指南）完全没有涉及此类内容。

第一章　人们容易误解的常识

1　基于科学依据的真正健康的饮食

[1] 在本书中，含有大量膳食纤维的未精制的碳水化合物被称为"茶色碳水化合物"，以区分"白色碳水化合物"。之所以这么称呼，是为了易于理解并方便记忆。但实际上"颜色"并不重要。 对于小麦粉含量高且仅含有少量荞麦粉的荞麦面，虽然看起来可能是茶色的，但实际上精制的白色碳水化合物的含量更多，这一点需要注意。

[2] Ludwig DS, Friedman MI. Increasing adiposity: Consequence or cause of overeating? JAMA. 2014; 311(21):2167-2168.

[3] 尽管服用了假药（安慰剂），但其作用是无效的，该药通常不能起到真正的药理作用。但由于心理影响而改善身体状况或治愈疾病的现象也有很多。 实际上，一些研究表明，这种安慰剂作用的效果非常大。

[4] 黄油对人体有害的想法最初是基于观察性研究得出的，该研究指出黄油会增加坏胆固醇。 实际上，黄油摄入与患病风险之间关系的证据不是很充分。根据2016年发表的观察性研究的系统评价，黄油的摄入量每日增加一大汤匙（14克），总死亡率仅增加1%，但有统计学意义。另一方面，高黄油摄入量与心肌梗死或脑卒中之间没有关系（又有结果表明，黄油的摄入量越高，患糖

尿病的风险越低）。当然，由于这是一项观察性研究，因此不可能陈述因果关系，但总体来看，最好不要在新证据出现之前食用过量的黄油。Pimpin L, Wu JH, Haskelberg H, Del Gobbo L, mozaffarian D. Is butter back? A systematic review and meta-analysis of butter consumption and risk of cardiovascular disease, diabetes, and total mortality. PLoS One. 2016; 11(6): e0158118.

［5］ Bao Y, Han J, Hu FB, Giovannucci EL, Stampfer MJ, Willett WC, Fuchs CS. Association of nut consumption with total and cause-specific mortality. N Engl J Med. 2013; 369(21): 2001-2011.

Luu HN, Blot WJ, Xiang YB, Cai H, Hargreaves MK, Li H, Yang G, Signorello L, Gao YT, Zheng W, Shu XO. Prospective evaluation of the association of nut/peanut consumption with total and cause-specific mortality. JAMA Intern Med. 2015; 175(5): 755-766.

［6］ 实际上，抽签也好扔硬币也好，并不是一种很好的方法，因为它们会破坏干预组和对照组之间影响健康的其他因素之间的平衡。（使用这些方法时有时称为准随机对照试验）在实际的随机对照试验中，通过计算机随机生成数字（随机数），并使用分配表来确定是分配给干预组还是对照组。

［7］ 对于普通数据来说，可以使用统计方法（专业术语称之为"补正"）来消除数据收集的误差。但是当涉及收集"健康意识"之类的数据时，就会出现无法作为真正的数据进行收集或者出现其他问题，这是观察性研究的局限性所在。

［8］ Guyatt G, Rennie D, Meade MO, Cook DJ. Users' guides to the medical literature: A manual for evidence-based clinical practice. Erd edn. New York, NY: McGraw-Hill, 2015: 29-50.

［9］ Barnard ND, Willett WG, Ding EL. The misuse of meta-analysis in nutrition research. JAMA. 2017; 318(15):1435-1436.

2 不要被食物中的"成分"所欺骗

［1］ Christensen AS, Viggers L, Hasselström K, Gregersen S. Effect of fruit restriction on glycemic control in patients with type 2 diabetes—a randomized trial. Nutr J. 2013; 12: 29.

［2］ Serinis, G. Sorry, Marge. Meanjin. 2002;61(4): 108-116.

［3］ Pollan, M. In Defense of Food: An Eater's Manifesto. New York, NY: Penguin Books, 2009.

[4] Omenn GS, Goodman GE, Thornquist MD, Balmes J, Cullen MR, Glass A, Keogh JP, Meyskens FL, Valanis B, Williams JH, Barnhart S, Hammar S. Effects of a combination of beta-carotene and vitamin A on lung cancer and cardiovascular disease. N Engl J Med. 1996; 334(18): 1150-1155.

[5] Goodman GE, Thornquist MD, Balmes J, Cullen MR, Meyskens FL Jr, Omenn GS, Valanis B, Williams JH Jr.The beta-carotene and retinol efficacy trial: Incidence of lung cancer and cardiovascular disease mortality during 6-year follow-up after stopping beta-carotene and retinol supplements. J Natl Cancer Inst. 2004; 96(23): 1743-1750.

[6] Jeon YJ, Myung SK, Lee EH, Kim Y, Chang YJ, Ju W. Cho HJ, Seo HG, Huh BY. Effects of beta-carotene supplements on cancer prevention: Meta-analysis of randomized controlled trials. Nutr Cancer. 2011: 63(8):1196-1207.

[7] Druesne-Pecollo N. Latino-Martel P, Norat T, Barrandon E, Bertrais S, Galan P, Hercberg S. Beta-carotene supplementation and cancer risk: A systematic review and meta-analysis of randomized controlled trials. Int J Cancer. 2010; 127(1): 172-184.

[8] 在原论文中，它是用比值比来评估的。但是当发病率较低时，其比值比接近风险比，因此在本文中用风险比来表示。

Vivekananthan DP, Penn MS, Sapp SK. Hsu A. Topol EJ. Use of antioxidant vitamins for the prevention of cardiovascular disease: Meta-analysis of randomised trials. Lancet. 2003; 361(9374): 2017 -2023.

[9] Leppälä JM, Virtamo J, Fogelholm R, Albanes D, Taylor PR, Heinonen OP. Vitamin E and beta-carotene supplementation in high risk for stroke: A subgroup analysis of the alpha-tocopherol, beta-carotene cancer prevention study. Arch Neurol. 2000; 57(10): 1503-1509.

[10] β-胡萝卜素在体内能够转化为维生素A，目前已发现β-胡萝卜素在长期缺乏维生素A的国家中可能对健康有益。给已婚的尼泊尔妇女服用β-胡萝卜素时，发现患有夜盲症（由于维生素A缺乏而影响暗视力）的孕妇死亡率有所改善。但是在日本，只有少数人有慢性维生素A缺乏的情况，所以在日本β-胡萝卜素似乎并没有显示出太多的优越性。

专栏 饮食与体重的关系

［1］ https://www.hsph.harvard.edu/nutritionsource/best-diet-quality-counts/
O'connor A. The key to weight loss is diet quality, not quantity, a new study
finds. The New York Times. Feb 20, 2018.

［2］ Johnston BC, Kanters S, Bandayrel K, Wu P, Naji F, Siemieniuk RA, Ball
GD, Busse JW, Thorlund K Guyatt G, Jansen JP, Mills EJ. Comparison of
weight loss among named diet programs in overweight and obese adults: A
meta-analysis. JAMA. 2014: 312(9): 923-933.

Gardner CD, Trepanowski JF, Del Gobbo LC, Hauser ME, Rigdon J,
Ioannidis JPA, Desai M, King AC. Effect of low-fat vs low-carbohydrate
diet on 12-month weight loss in overweight adults and the association with
genotype pattern or insulin secretion: The DIETFITS randomized clinical
trial. JAMA. 2018; 319(7):667-679.

［3］ Sacks FM, Bray GA, Carey VJ, Smith SR, Ryan DH, Anton SD, McManus
K, Champagne CM, Bishop LM,Laranjo N, Leboff MS, Rood JC. de Jonge
L, Greenway FL, Loria CM, Obarzanek E, Williamson DA. Comparison
of weight-loss diets with different compositions of fat, protein, and
carbohydrates. N Engl J Med. 2009; 360: 859-873.

Shai I, Schwarzfuchs D, Henkin Y, Shahar DR, Witkow S, Greenberg I,
Golan R, Fraser D, Bo- lotin A, Vardi H, Tangi-Rozental O, Zuk-Ramot R,
Sarusi B, Brickner D, Schwartz Z, Sheiner E, Marko R, Ka-torza E, Thiery
J, Fiedler GM, Blüher M, Stumvoll M, Stampfer MJ. Dietary intervention
randomized controlled trial (DIRECT) group. Weight loss with a low-
carbohydrate, Mediterranean, or low-fat diet. N Engl J Med. 2008; 359: 229-
241.

［4］ 确切地说，尽管两组体重都减轻了，但两组之间没有差异。

［5］ Gardner CD, Kiazand A, Alhassan S, Kim S, Stafford RS, Balise RR,
Kraemer HC, KIng AC. Comparison of the Atkins, Zone, Ornish, and LEARN
diets for change in weight and related risk factors among overweight
premenopausal women: the A TO Z Weight Loss Study: A randomized trial.
JAMA. 2007; 297(9): 969-977.

［6］ Mozaffarian D, Hao T, Rimm EB, Willett WC, Hu FB. Changes in diet and
lifestyle and long-term weight gain in women and men. N Engl J Med. 2011:
364: 2392-2404.

[7] Bertoia ML, Mukamal KJ, Cahill LE, Hou T. Ludwig DS, Mozaffarian D, Willett WC, Hu FB, Rimm EB. Changes in intake of fruits and vegetables and weight change in United States men and women followed for up to 24 years: Analysis from three prospective cohort studies. PLoS Med. 2015; 12(9): e1001878.

[8] 统计学上并没有发现两组之间有显著差异。Flores-Mateo G, Rojas-Rueda D, Basora J, Ros E, Salas-Salvadó J. Nut intake and adiposity: Meta-analysis of clinical trials. Am J Clin Nutr. 2013; 97(6): 1346-1355.

[9] Ludwig DS, Friedman MI. Increasing adiposity: Consequence or cause of overeating? JAMA. 2014; 311(21): 2167-2168.

[10] 当然，为了能得到确凿可信的数据，我们必须等待来自多个随机对照试验的更有力的证据。

[11] Foster GD, Wyatt HR, Hill JO, McGuckin BG, Brill C, Mohammed BS, Szapary PO, Rader DJ, Edman JS, Klein S. A randomized trial of a low-carbohydrate diet for obesity. N Engl J Med. 2003; 348(21): 2082-2090. Stern L, Iqbal N, Seshadri P, Chicano KL, Daily DA, McGrory J, Williams M, Gracely EJ, Samaha FF. The effects of low-carbohydrate versus conventional weight loss diets in severely obese adults: One-year follow-up of a randomized trial. Ann Intern Med. 2004; 140(10): 778-785.

[12] Astrup A, Meinert Larsen T, Harper A. Atkins and other low-carbohydrate diets: Hoax or an effective tool for weight loss? Lancet. 2004; 364(9437): 897-899.

第二章　科学证实对身体有益的食物

1　橄榄油和坚果可减少脑卒中和癌症的风险

[1] 观察性研究中发现，拥有与日本料理类似的饮食方式的人，被认为需要被看护的风险较低，同时患阿尔茨海默病的风险较低。 但是，并没有进行高质量的随机对照试验，所以此说法的证据并不十分充分。
Shimazu T, Kuriyama S, Hozawa A, Ohmori K, Sato Y, Nakaya N, Nishino Y, Tsubono Y, Tsuji I. Dietary patterns and cardiovascular disease mortality in Japan: A prospective cohort study. Int J Epidemiol. 2007; 36(3):600-609.
Nanri A, Mizoue T, Shimazu T, Ishihara J, Takachi R, Noda M, Iso H,

Sasazuki S, Sawada N, Tsugane S, Japan Public Health Center-based Prospective Study Group. Dietary patterns and all-cause, cancer, and cardio-vascular disease mortality in Japanese men and women: Japan Public Health Center-based Prospective Study. PLoS One. 2017; 12(4): e0174848.

Tomata Y, Watanabe T, Sugawara Y, hou WT, Kakizaki M, Tsuji I. Dietary patterns and incident functional disability in elderly Japanese: The Ohsaki Cohort 2006 study. J Gerontol A Biol Sci Med Sci. 2014; 69(7): 843-851.

Tomata Y, Sugiyama K, Kaiho Y, Honkura K, Watanabe T, Zhang S, Sugawara Y, Tsuji I. Dietary patterns and incident dementia in elderly Japanese: The Ohsaki Cohort 2006 study. J Gerontol A Biol Sci Med Sci. 2016; 71(10): 1322-1328.

［2］尽管在日本进行的一项研究表明，根据日本的《膳食指南》进食的人的死亡率较低，但其所推荐的饮食内容与我们所认为的日本料理并不相同。

Kurotani K, Akter S, Kashino I, Goto A, Mizoue T, Noda M, Sasazuki S, Sawada N, Tsugane S, Japan Public Health Center-based Prospective Study Group. Quality of diet and mortality among Japanese men and women: Japan Public Health Center-based Prospective Study. BMJ. 2016; 352: i1209.

［3］Estruch R, Ros E, Salas-Salvadó J, Covas MI, Corella D, Arós F, Gómez-Gracia E, Ruiz-Gutiérrez V, Fiol M.Lapetra J, Lamuela-Raventos RM, Serra-Majem L, Pintó X, Basora J, Muñoz MA, Sorli JV, Martinez JA, Martinez González MA: PREDIMED Study Investi gators. Primary prevention of cardiovascular disease with a Mediterranean diet. N Engl J Med. 2013; 368: 1279-1290.

［4］一单位水果相当于半根香蕉或1个小苹果或1个橙子或1个梨。

［5］一单位蔬菜相当于叶菜1小盘或煮熟的蔬菜半小盘。

［6］尽管已在研究中计算了危险比，但为了便于理解，在本文档中将它们全部表示为相对降低的风险度。95%可信区间为10%～44%。

［7］95%可信区间为8%～46%。

［8］95%可信区间为4%～46%。

［9］另一方面，当仅关注心肌梗死或死亡率时，地中海饮食组与对照组之间没有统计学上的显著差异。

［10］Toledo E, Salas-Salvado J, Donat-Vargas C, Buil-Cosiales P, Estruch R, Ros E, Corella D, Fitó M, Hu FB, Arós F, Gómez-Gracia E, Romaguera

D, Ortega-Calvo M, Serra-Majem L, Pintó X, Schröder H, Basora J, Sorlí JV, Bullo M, Serra-Mir M, Martinez-González MA. Mediterranean diet and invasive breast cancer risk among women at high cardiovascular risk in the PREDIMED trial: A randomized clinical trial. JAMA Intern Med. 2015: 175: 1752-1760.

[11] Lorgeril M, Salen P, Martin JL, Monjaud I, Delaye J. Mamelle N. Mediterranean diet, traditional risk factors, and the rate of cardiovascular complications after myocardial infarction: Final report of the Lyon Diet Heart Study. Circulation. 1999: 99: 779-785.

[12] 被称为 "Indo-Mediterranean Diet Heart Study" 的是一项调查摄入富含α-亚麻酸的地中海饮食是否可以减轻心肌梗死的研究（Singh RB, Dubnov G, Niaz MA, Ghosh S, Singh R, Rastogi SS, Manor O, Pella D, Berry EM. Lancet. 2002; 360: 1455-1461）。虽然此文献中提到了，但因为有捏造的嫌疑，所以本书并没有将其纳入证据中。

关于此论文的调查，《柳叶刀》杂志的主编理查德·霍顿（Horton R）在《柳叶刀》（Lancet. 2005; 366: 354-356）中有更详细的解释说明。

[13] 95%可信区间为8%～46%。

Salas-Salvadó J, Bulló M, Estruch R, Ros E, Covas MI, Ibarrola-Jurado N, Corella D, Arós F, Gómez-Gracia E, Ruiz-Gutiérrez V. Romaguera D, Lapetra J, Lamuela-Raventós RM, Serra-Majem L, Pintó X, Basora J, Muñoz MA, Sorlí JV, Martínez-González MA. Prevention of diabetes with Mediterranean diets: A subgroup analysis of a randomized trial. Ann Intern Med. 2014: 160: 1-10.

[14] Bloomfield HE, Koeller E, Greer N, MacDonald R, Kane R, Wilt TJ. Effects on health outcomes of Mediterranean diet with no restriction on fat intake: A systematic review and meta-analysis. Ann Intern Med. 2016:165(7): 491-500.

[15] 95%可信区间为9%～18%。

[16] 95%可信区间为3%～5%。

[17] 90%可信区间为2%～16%。

专栏　巧克力是药物还是毒药

[1] Kean BH. The blood pressure of the Kuna Indians. Am J Trop Med Hyg. 1944; 24: 341-343.

[2] Hooper L, Kroon PA, Rimm EB, Cohn JS, Harvey I, Le Cornu KA, Ryder JJ, Hall WL, Cassidy A. Flavonoids,flavonoid-rich foods, and cardiovascular risk: A meta-analysis of randomized controlled trials. Am J Clin Nutr2008; 88: 38-50.

Faridi Z, Njike VY, Dutta S, Ali A, Katz DL. Acute dark chocolate and cocoa ingestion and endothelial function: A randomized controlled crossover trial. Am J Clin Nutr. 2008; 88: 58-63.

[3] Buijsse B, Feskens EJ, Kok FJ, Kromhout D. Cocoa intake, blood pressure, and cardiovascular mortality: The Zutphen elderly study. Arch Intern Med. 2006; 166: 411-417.

[4] Grassi D, Necozione S, Lippi C, Croce G, Valeri L, Pasqualetti P, Desideri G, Blumberg JB, Ferri C. Cocoa reduces blood pressure and insulin resistance and improves endothelium-dependent vasodilation in hypertensives. Hypertension. 2005; 46: 398-405.

[5] Nehlig A. The neuroprotective effects of cocoa flavanol and its influence on cognitive performance. Br J Clin Pharmacol. 2013; 75: 716-727.

[6] Dong JY, Iso H, Yamagishi K, Sawada N, Tsugane S. Japan Public Health Center-based Prospective Study Group. Chocolate consumption and risk of stroke among men and women: A large population-based, prospective cohort study. Atherosclerosis. 2017; 260: 8-12.

[7] Shiina Y, Funabashi N, Lee K, Murayama T, Nakamura K, Wakatsuki Y, Daimon M, Komuro I. Acute effect of oral flavonoid-rich dark chocolate intake on coronary circulation, as compared with non-flavonoid white chocolate, by transthoracic Doppler echocardiography in healthy adults. Int J Cardiol. 2009; 131(3): 424-429.

Hermann F, Spieker LE, Ruschitzka F, Sudano I, Hermann M, Binggeli C, Luscher TF, Riesen W, Noll G,Corti R. Dark chocolate improves endothelial and platelet function. Heart. 2006; 92(1): 119-120.

[8] 服用含有高浓度可可提取成分的营养补充剂之后，是否会对健康有益的临床试验正在进行中，让我们期待结果吧。

2　水果可以预防糖尿病，但是果汁会增加患糖尿病的风险

[1]　Wang X, Ouyang Y, Liu J, Zhu M, Zhao G, Bao W, Hu FB. Fruit and vegetable consumption and mortality from all causes, cardiovascular disease, and cancer: Systematic review and dose-response meta-analysis of prospective cohort studies. BMJ. 2014; 349: g449.

[2]　95%可信区间为2%～10%。

[3]　95%可信区间为1%～8%。

[4]　在对日本人的研究中发现，水果摄入量越多，脑卒中和心血管疾病导致的死亡率越低。蔬菜摄入量虽然与心血管疾病死亡率相关，但与总死亡率并无显著关联。这也可能与日本人水果摄入量较少，蔬菜摄入量较多有关。
Nagura J, Iso H, Watanabe Y, Maruyama K, Date C, Toyoshima H, Yamamoto A, Kikuchi S, Koizumi A, KondoT, Wada Y, Inaba Y, Tamakoshi A, JACC Study Group. Fruit, vegetable and bean intake and mortality from cardiovascular disease among Japanese men and women: The JACC Study. Br J Nutr. 2009; 102(2): 285—292.

[5]　95%可信区间为1%～8%。

[6]　Li M, Fan Y, Zhang X, Hou W, Tang Z. Fruit and vegetable intake and risk of type 2 diabetes mellitus: Meta-analysis of prospective cohort studies. BMJ Open. 2014; 4(11): e005497.

[7]　确切定义是，如果重复进行100次相似的研究并每次计算95%的可信区间，在该区间内的95次包含真实值（真实相对风险）。

[8]　Hartley L, Igbinedion E, Holmes J, Flowers N, Thorogood M, Clarke A, Stranges S, Hooper L, Rees K. Increased consumption of fruit and vegetables for the primary prevention of cardiovascular diseases. Cochrane Database Syst Rev. 2013; (6): CD009874.

[9]　Key TJ. Fruit and vegetables and cancer risk. Br J Cancer. 2011; 104(1): 6 —11.

[10]　Muraki I, Imamura F, Manson JE, Hu FB, Willett WC, van Dam RM, Sun Q. Fruit consumption and risk of type 2 diabetes: Results from three prospective longitudinal cohort studies. BMJ. 2013; 347: f5001.

[11]　http://www.diabetes.org/food-and-fitness/food/what-can-i-eat/understanding-carbohydrates/glycemicindex-and-diabetes.html

[12]　95%可信区间为5%～11%。

[13]　Imamura F, O'Connor L, Ye Z, Mursu J, Hayashino Y, Bhupathiraju SN, Forouhi NG. Consumption of sugar sweetened beverages, artificially

sweetened beverages, and fruit juice and incidence of type 2 diabetes: Systematic review, meta-analysis, and estimation of population attributable fraction. BMJ. 2015; 351: h3576.

[14] 95%可信区间为0.8%～14%。

专栏 有机食品对健康有益吗

[1] Williams PR, Hammitt JK. Perceived risks of conventional and organic produce: Pesticides, pathogens, and natural toxins. Risk Anal. 2001; 21:319-330.

[2] Smith-Spangler C, Brandeau ML, Hunter GE, Bavinger JC, Pearson M, Eschbach PJ, Sundaram V, Liu H,Schirmer P, Stave C, Olkin I, Bravata DM. Are organic foods safer or healthier than conventional alternatives? A systematic review. Ann Intern Med. 2012; 157(5): 348-366.

[3] 尽管研究表明有机牛奶中的ω-3脂肪酸含量很高，但是我们摄入的牛奶是否有所不同尚不清楚，因为这是对未经热处理的牛奶进行的研究。

[4] 95%可信区间为4%～10%。

[5] 95%可信区间为32%～45%。

[6] 95%可信区间为4%～11%。

[7] 95%可信区间为2%～9%。

[8] −6.86（95%可信区间为1.49～31.69）。

[9] Mie A, Andersen HR, Gunnarsson S, Kahl J, Kesse-Guyot E,Rembia-kowska E, Quaglio G, Grandjean P. Human health implications of organic food and organic agriculture: A comprehensive review. Environ Health. 2017; 16(1): 111.

[10] Organic food: Panacea for health? Lancet. 2017; 389(10070): 672.

[11] Kummeling I, Thijs C, Huber M, van de Vijver LP, Snijders BE, Penders J, Stelma F, van Ree R, van den Brandt PA, Dagnelie PC. Consumption of organic foods and risk of atopic disease during the first 2 years of life in the Netherlands. Br J Nutr. 2008; 99: 598-605.

[12] https://www.ewg.org/foodnews/summary.php

3　吃鱼可减少心肌梗死和乳腺癌的风险

［1］ Zhao LG, Sun JW, Yang Y, Ma X, Wang YY, Xiang YB. Fish consumption and all-cause mortality: A meta-analysis of cohort studies. Eur J Clin Nutr. 2016; 70(2): 155-161.

［2］ 95%可信区间为7%～17%。

［3］ Yamagishi K, Iso H, Date C, Fukui M, Wakai K, Kikuchi S, Inaba Y, Tanabe N, Tamakoshi A, Japan Collaborative Cohort Study for Evaluation of Cancer Risk Study Group. Fish, omega-3 polyunsaturated fatty acids, and mortality from cardiovascular diseases in a nationwide community-based cohort of Japanese men and women the JACC (Japan collaborative cohort study for evaluation of cancer risk) study. J Am Coll Cardiol 2008; 52: 988-996.
Nagata C, Takatsuka N, Shimizu H. Soy and fish oil intake and mortality in a Japanese community. Am J Epi demiol. 2002; 156: 824-831.

［4］ Mozaffarian D, Rimm EB. Fish intake, contaminants, and human health: Evaluating the risks and the benefits. JAMA. 2006; 296(15): 1885-1899.

［5］ Dietary supplementation with n-3 polyunsaturated fatty acids and vitamin E after myocardial infarction: results of the GISSI-Prevenzione trial. Gruppo Italiano per lo Studio della Sopravvivenza nell'Infarto Miocardico. Lancet. 1999; 354(9177): 447-455.

［6］ 95%可信区间为3%～24%。

［7］ Yokoyama M, Origasa H, Matsuzaki M, Matsuzawa Y, Saito Y, Ishikawa Y, Oikawa S, Sasaki J, Hishida H, Itakura H, Kita T, Kitabatake A, Nakaya N, Sakata T, Shimada K, Shirato K, Japan EPA Lipid Intervention Study (JELIS) Investigators. Effects of eicosapentaenoic acid on major coronary events in hypercholesterolemic patients (JELIS): A randomised open-label, blinded endpoint analysis. Lancet. 2007; 369(9567): 1090-1098.

［8］ Zheng JS, Hu XJ, Zhao YM, Yang J, Li D. Intake of fish and marine n-3 polyunsaturated fatty acids and risk of breast cancer: Meta-analysis of data from 21 independent prospective cohort studies. BMJ. 2013; 346: f3706.

［9］ 95%可信区间为0%～10%。

［10］ Wu S, Feng B, Li K, Zhu X, Liang S, Liu X, Han S, Wang B, Wu K, Miao D, Liang J, Fan D. Fish consumption and colorectal cancer risk in humans: A systematic review and meta-analysis. Am J Med. 2012; 125(6):551-559. e5.
但是，有关日本人的研究证据不是很充分。

Pham NM, Mizoue T, Tanaka K, Tsuji I, Tamakoshi A, Matsuo K, Wakai K, Nagata C, Inoue M, Tsugane S, Sasazuki S, Research Group for the Development and Evaluation of Cancer Prevention Strategies in Japan. Fish consumption and colorectal cancer risk: An evaluation based on a systematic review of epidemiologic evidence among the Japanese population. Jpn J Clin Oncol. 2013 Sep; 43(9): 935-941.

[11] Song J, Su H, Wang BL, Zhou YY, Guo LL. Fish consumption and lung cancer risk: Systematic review and meta-analysis. Nutr Cancer. 2014; 66(4): 539-549.

[12] Wu S, Liang J, Zhang L, Zhu X, Liu X, Miao D. Fish consumption and the risk of gastric cancer: Systematic review and meta-analysis. BMC Cancer. 2011; 11: 26.

[13] Szymanski KM, Wheeler DC, Mucci LA. Fish consumption and prostate cancer risk: A review and meta-analysis. Am J Clin Nutr. 2010; 92(5): 1223-1233.

[14] Mozaffarian D, Rimm EB. Fish intake, contaminants, and human health: Evaluating the risks and the benefits.JAMA. 2006; 296(15): 1885-1899.

专栏　牛奶和酸奶究竟好不好

[1] Aune D, Navarro Rosenblatt DA, Chan DS, Vieira AR, Vieira R, Greenwood DC, Vatten LJ, Norat T. Dairy products, calcium, and prostate cancer risk: A systematic review and meta-analysis of cohort studies. Am J ClinNutr. 2015; 101(1): 87-117.

[2] Larsson SC, Orsini N, Wolk A. Milk, milk products and lactose intake and ovarian cancer risk: A meta-analysis of epidemiological studies. Int J Cancer. 2006; 118(2): 431-441.

[3] Gijsbers L, Ding EL, Malik VS, de Goede J, Geleijnse JM, Soedamah-Muthu SS. Consumption of dairy foods and diabetes incidence: A dose-response meta-analysis of observational studies. Am J Clin Nutr. 2016; 103(4):1111-1124.
Salas-Salvadó J, Guasch-Ferré M, Díaz-López A, Babio N. Yogurt and Diabetes: Overview of recent observational studies. J Nutr. 2017; 147(7): 1452S-1461S.

第三章　科学证实对身体有害的食物

1　"白色碳水化合物"对身体有害

［1］ Zong G, Gao A, Hu FB, Sun Q. Whole grain intake and mortality from all causes, cardiovascular disease, and cancer: A meta-analysis of prospective cohort studies. Circulation. 2016; 133: 2370-2380.

［2］ Mellen PB, Walsh TF, Herrington DM. Whole grain intake and cardiovascular disease: A meta-analysis. Nutr Metab Cardiovasc Dis. 2008; 18: 283-290.

［3］ de Munter JS, Hu FB, Spiegelman D, Franz M, van Dam RM. Whole grain, bran, and germ intake and risk of type 2 diabetes: A prospective cohort study and systematic review. PLoS Med. 2007; 4: e261.

［4］ Sun Q, Spiegelman D, van Dam RM, Holmes MD, Malik VS, Willett WC, Hu FB. White rice, brown rice, and risk of type 2 diabetes in US men and women. Arch Intern Med. 2010; 170(11): 961-969.

［5］ Schatzkin A, Mouw T, Park Y, Subar AF, Kipnis V, Hollenbeck A, Leitzmann MF, Thompson FE. Dietary fiber and whole-grain consumption in relation to colorectal cancer in the NIH-AARP Diet and Health Study. Am J Clin Nutr. 2007; 85(5): 1353-1360.
Strayer L, Jacobs DR Jr, Schairer C, Schatzkin A, Flood A. Dietary carbohydrate, glycemic index, and glycemic load and the risk of colorectal cancer in the BCDDP cohort. Cancer Causes Control. 2007; 18(8): 853 863.

［6］ Koh-Banerjee P, Franz M, Sampson L, Liu S, Jacobs DR Jr, Spiegelman D, Willett W, Rimm E. Changes in whole-grain, bran, and cereal fiber consumption in relation to 8-y weight gain among men. Am J Clin Nutr.2004; 80(5): 1237-1245.

［7］ Harland JI, Garton LE. Whole-grain intake as a marker of healthy body weight and adiposity. Public Health Nutr. 2008; 11(6): 554-563.

［8］ Hu EA, Pan A, Malik V, Sun Q. White rice consumption and risk of type 2 diabetes: Meta-analysis and systematic review. BMJ. 2012; 344: el454.

［9］ 1.11倍、95%可信区间为1.8～1.14。

［10］ Nanri A, Mizoue T, Noda M, Takahashi Y, Kato M, Inoue M, Tsugane S, Japan Public Health Center-based Prospective Study Group. Rice intake and type 2 diabetes in Japanese men and women: Japan Public Health Center-based Prospective Study. Am J Clin Nutr. 2010; 92(6): 1468-1477.

［11］在本文中，糖尿病风险是通过男性的比值比计算的，为了更便于理解，所以用相对风险表示。由于糖尿病的发病率低至约2%，因此男性比值比被认为更接近相对风险。在男性中，白米摄入量最高的两组（421～560克和≥561克组）与最低摄入量组（≤315克）没有统计学差异。作者认为，这是由于参考样本量较小，与更多数据相比可能有显著差异。

［12］Aune D, Keum N, Giovannucci E, Fadnes LT, Boffetta P, Greenwood DC, Tonstad S. Vatten LJ,Riboli E. Norat T. Whole grain consumption and risk of cardiovascular disease, cancer, and all cause and cause specific mortality: Systematic review and dose-response meta-analysis of prospective studies. BMJ. 2016; 353: i2716.

［13］关于这种方法，也有将白米和糙米进行替换，但血糖值也不会有太大改善的研究结论。Zhang G. Pan A, Zong G, Yu Z, Wu H, Chen X, Tang L, Feng Y, Zhou H, Chen X, Li H, Hong B, Malik VS, Willett WC, Spiegelman D, Hu FB, Lin X. Substituting white rice with brown rice for 16 weeks does not substantially affect metabolic risk factors in middle-aged Chinese men and women with diabetes or a high risk for diabetes. J Nutr. 2011; 141(9): 1685-1690. 因为还无法断言，所以需等待更强证据的出现。

专栏　无麸质对健康有益吗

［1］Cataldo F, Montalto G. Celiac disease in the developing countries: A new and challenging public health problem. World J Gastroenterology. 2007; 13(15): 2153-2159.

［2］Fukunaga M, Ishimura N, Fukuyama C, Izumi D, Ishikawa N, Araki A, Oka A, Mishiro T, Ishihara S, Maruyama R, Adachi K, Kinoshita Y. Celiac disease in non-clinical populations of Japan. J Gastroenterol. 2017.

［3］Kim HS, Patel KG, Orosz E, Kothari N, Demyen MF, Pyrsopoulos N, Ahlawat SK. Time trends in the prevalence of celiac disease and gluten-free diet in the US population: Results from the national health and nutrition examination surveys 2009—2014. JAMA Intern Med. 2016; 176(11): 1716-1717.

［4］NPD Group. Percentage of U.S. adults trying to cut down or avoid gluten in their diets reaches new high in 2013.
https://www.npd.com/wps/portal/npd/us/news/press-releases/percentage-of-us-adults-trying-to-cut-down- or-avoid-gluten-in-their-diets-reaches-new-

high-in-2013-reports-npd/

［5］ Larsen J, Dall M, Antvorskov JC, Weile C, Engkilde K, Josefsen K, Buschard K. Dietary gluten increases natural killer cell cytotoxicity and cytokine secretion. Eur J Immunol. 2014; 44(10): 3056-3067.

Marietta EV. Gomez AM, Yeoman C, Tilahun AY, Clark CR, Luckey DH, Murray JA, White BA, Kudva YC, Rajagopalan G. Low incidence of spontaneous type 1 diabetes in non-obese diabetic mice raised on gluten-free diets is associated with changes in the intestinal microbiome. PLoS One. 2013: 8(11): e78687.

［6］ Lebwohl B, Cao Y, Zong G, Hu FB, Green PHR, Neugut AI, Rimm EB, Sampson L, Dougherty LW, Giovan-nucci E, Willett WC, Sun Q, Chan AT. Long term gluten consumption in adults without celiac disease and risk of coronary heart disease: Prospective cohort study. BMJ. 2017: j1892.

专栏　日式饮食盐分含量高

［1］ 农林水产省官方网站 http://www.maff.go.jp/j/keikaku/syokubunka/culture/eiyo.html

［2］ Powles J, Fahimi S, Micha R, Khatibzadeh S, Shi P, Ezzati M, Engell RE, Lim SS, Danaei G, Mozaffarian D, Global Burden of Diseases Nutrition and Chronic Diseases Expert Group (NutriCoDE). Global, regional and national sodium intakes in 1990 and 2010: A systematic analysis of 24h urinary sodium excretion and dietary surveys worldwide. BMJ Open. 2013; 3(12): e003733.

［3］ 根据"平成27年（2015年）国民健康营养调查"，日本人的食盐摄取量为10.0克（男性11.0克，女性9.2克）。这是通过问卷调查推算出的食盐摄取量，而本文则是通过尿液检查得出的结论，后者更准确。

［4］ http://www.healthdata.org/japan（2017年10月30日阅览）。

［5］ Yang Q. Liu T, Kuklina EV, Flanders WD, Hong Y, Gillespie C, Chang MH, Gwinn M, Dowling N, Khoury MJ, Hu FB. Sodium and potassium intake and mortality among US adults: Prospective data from the Third National Health and Nutrition Examination Survey. Arch Intern Med. 2011; 171(13): 1183-1191.

［6］ Aburto NJ, Ziolkovska A, Hooper L, Elliott P, Cappuccio FP, Meerpohl JJ. Effect of lower sodium intake on health: Systematic review and meta-analysis. BMJ. 2013; 346: f1326.

He FJ, MacGregor GA. Salt reduction lowers cardiovascular risk: Meta-analysis of outcome trials. Lancet. 2011; 378 (9789): 380-382.

作为随机对照试验的 "Intersalt TOHP (Two Trials of Hypertension Prevention)" DASH (Dietary Approaches to Stop Hypertension) 以这个名字命名的研究很有名。

同时，也有研究指出：如果盐分摄取量过少也对健康不利。在全世界17个国家，将10万名35～70岁的人作为研究（PURE研究）对象发现：不仅盐分摄取过量，在盐分摄取过少的情况下，心脑血管疾病的发病率或死亡率也很高。

O'Donnell M, Mente A, Rangarajan S, McQueen MJ, Wang X, Liu L, Yan H, Lee SF, Mony P, Devanath A,Rosengren A, Lopez Jaramillo P, Diaz R, Avezum A, Lanas F, Yusoff K, Iqbal R, Ilow R, Mohammadifard N, Gulec S. Yusufali AH, Kruger L Yusuf R, Chifamba J, Kabali C, Dagenais G, Lear SA, Teo K, Yusuf S, PURE Investigators. Urinary sodium and potassium excretion, mortality, and cardiovascular events. N Engl J Med. 2014: 371(7): 612-623.

[7] Cook NR, Cutler JA, Obarzanek E, Buring JE, Rexrode KM, Kumanyika SK, Appel LJ, Whelton PK. Long term effects of dietary sodium reduction on cardiovascular disease outcomes: Observational follow-up of the trials of hypertension prevention (TOHP). BMJ. 2007; 334(7599): 885-888.

[8] Strazzullo P. D'Ea L, Kandala NB, Cappuccio FP. Salt intake, stroke, and cardiovascular disease: Meta-analysis of prospective studies. BMJ. 2009: 339: b4567.

[9] World Cancer Research Fund, American Institute for Cancer Research. Food, nutrition, physical activity, and the prevention of cancer: A Global Perspective. London: 2007.

根据日本的研究，食盐的总摄取量与胃癌之间直接关联性虽然并没有得到证实，但是盐分浓度高的食品（咸菜、咸鳕鱼子、盐渍鲑鱼子、鱼虾干、腌鱼）的摄取量越多，胃癌的患病率就越高。也有盐分含量高的食品会对胃黏膜造成损伤进而引发胃癌的假设。

Takachi R, Inoue M, Shimazu T, Sasazuki S, Ishihara J, Sawada N, Yamaji T, Iwasaki M, Iso H, Tsubono Y, Tsugane S, Japan Public Health Center-based Prospective Study Group. Consumption of sodium and salted foods in relation to cancer and cardiovascular disease: Japan Public Health Center-based Prospective Study. Am J Clin Nutr. 2010; 91(2): 456-464.

[10] Devine A, Criddle RA, Dick IM, Kerr DA, Prince RL. A longitudinal study of the effect of sodium and calcium intakes on regional bone density in postmenopausal women. Am J Clin Nutr. 1995; 62: 740-745.

2　牛肉、猪肉、香肠和火腿对健康有害

[1] Bouvard V, Loomis D, Guyton KZ, Grosse Y, Ghissassi FE, Benbrahim-Tallaa L, Guha N, Mattock H, Straif K, International Agency for Research on Cancer Monograph Working Group. Carcinogenicity of consumption of red and processed meat. Lancet Oncol. 2015; 16(16): 1599-1600.

[2] "加工肉制品的致癌性"，世界卫生组织提醒谨防摄取过量（日本《经济新闻》电子版，2015年10月8日）。

"世界卫生组织专门机构指出加工肉制品会增加结直肠癌的风险"（《朝日新闻》电子版，2015年10月27日）。

[3] Takachi R, Tsubono Y, Baba K, Inoue M, Sasazuki S, Iwasaki M, Tsugane S, Japan Public Health Center-based Prospective Study Group. Red meat intake may increase the risk of colon cancer in Japanese, a population with relatively low red meat consumption. Asia Pac J Clin Nutr. 2011; 20(4): 603–612.

[4] 95%可信区间为1.01~2.17、p=0.03。

[5] 最高摄入量组和最低摄入量组的危险比为1.27（95%可信区间为0.93~1.74，p=0.15）。

[6] 最高摄入量组和最低摄入量组的危险比为1.27（95%可信区间为0.92~2.03，p=0.05）。

[7] 最高摄入量组和最低摄入量组的危险比为1.67（95%可信区间为0.97~2.88，p=0.36）。

[8] Wang X, Lin X, Ouyang YY, Liu J, Zhao G, Pan A, Hu FB. Red and processed meat consumption and mortality: Dose-response meta-analysis of prospective cohort studies. Public Health Nutr. 2016; 19(5): 893-905.

[9] 根据调查发现，美国人红肉的摄取量越多，死亡率就越高，但是在欧洲和亚洲的研究并未发现二者之间的显著关系。

[10] Kaluza J, Wolk A, Larsson SC. Red meat consumption and risk of stroke: A meta-analysis of prospective studies. Stroke. 2012; 43(10): 2556-2560.

［11］95%可信区间为1.03～1.24。

［12］95%可信区间为1.03～1.20。

［13］有研究指出，鸡肉的摄取量越高，患大肠癌的风险就越低。

Shi Y, Yu PW, Zeng DZ. Dose-response meta-analysis of poultry intake and colorectal cancer incidence and mortality. Eur J Nutr. 2015; 54(2): 243-250.

专栏　鸡蛋"每周最多吃6个"

［1］ http://gooday.nikkei.co.jp/atcl/report/14/091100014/050600027/

［2］ Fernandez ML. Dietary cholesterol provided by eggs and plasma lipoproteins in healthy populations. Curr Opin Clin Nutr Metab Care. 2006; 9: 8-12.

［3］ Shin JY, Xun P, Nakamura Y, He K. Egg consumption in relation to risk of cardiovascular disease and diabetes: A systematic review and meta-analysis. Am J Clin Nutr. 2013; 98: 146-159.

［4］ 95%可信区间为9%～86%。

［5］ 95%可信区间为9%～162%。

［6］ Djousse L, Gaziano JM. Egg consumption and risk of heart failure in the Physicians' Health Study. Circulation.2008; 117: 512-516.

［7］ 95%可信区间为2%～61%。

［8］ 95%可信区间为8%～149%。

专栏　零热量对健康的影响也是零吗

［1］ Miller PE, Perez V. Low-calories sweeteners and body weight and composition: A meta-analysis of randomized controlled trials and prospective cohort studies. Am J Clin Nutr. 2014; 100(3): 765-777.

［2］ Pase MP, Himali JJ, Beiser AS, Aparicio HJ, Satizabal CL, Vasan RS, Seshadri S. Jacques PF. Sugar and artificially sweetened beverages and the risks of incident stroke and dementia: A prospective cohort study. Stroke.2017; 48: 1139-1146.

［3］ Imamura F, O'Connor L, Ye Z, Mursu J, Hayashino Y, Bhupathiraju SN, Forouhi NG. Consumption of sugar sweetened beverages, artificially sweetened beverages, and fruit juice and incidence of type 2 diabetes:

Systematic review, meta-analysis, and estimation of population attributable fraction. BMJ. 2015; 351: h3576.

[4] Suez J, Korem T, Zeevi D, Zilberman-Schapira G, Thaiss CA, Maza O, Israeli D, Zmora N, Gilad S, Weinberg er A, Kuperman Y, Harmelin A, Kolodkin-Gal I, Shapiro H, Halpern Z, Segal E, Elinav E. Artificial sweeteners induce glucose intolerance by altering the gut microbiota. Nature. 2014; 514(7521): 181-186.

第四章　病人、老人、儿童和孕妇的"终极饮食"

[1] Snorgaard O, Poulsen GM, Andersen HK, Astrup A. Systematic review and meta-analysis of dietary carbohydrate restriction in patients with type 2 diabetes. BMJ Open Diabetes Res Care. 2017; 5(1): e000354.

[2] Monma Y, Niu K, Iwasaki K, Tomita N, Nakaya N, Hozawa A, Kuriyama S, Takayama S, Seki T, Takeda T,Yaegashi N, Ebihara S, Arai H, Nagatomi R, Tsuji I. Dietary patterns associated with fall-related fracture in elderly Japanese: A population based prospective study. BMC Geriatr. 2010; 10: 31.

[3] Williamson JD, Supiano MA, Applegate WB, Berlowitz DR, Campbell RC, Chertow GM, Fine LJ, Haley WE, Hawfield AT, Ix JH, Kitzman DW, Kostis JB, Krousel-Wood MA, Launer LJ, Oparil S, Rodriguez CJ, Roumie CL, Shorr RI, Sink KM, Wadley VG, Whelton PK, Whittle J, Woolard NF, Wright JT Jr, Pajewski NM, SPRINT Research Group. Intensive vs standard blood pressure control and cardiovascular disease outcomes in adults aged $\geqslant$ 75 years: A randomized clinical trial. JAMA. 2016; 315(24): 2673-2682.

[4] https://www.mayoclinic.org/healthy-lifestyle/childrens-health/in-depth/nutrition-for-kids/art-20049335

[5] Reilly JJ, Kelly J. Long-term impact of overweight and obesity in childhood and adolescence on morbidity and premature mortality in adulthood: Systematic review. Int J Obes (Lond). 2011; 35(7): 891-898.

[6] Victoria CG, Bahl R, Barros AJ, França GV, Horton S, Krasevec J, Murch S, Sankar MJ, Walker N, Rollins NC, Lancet Breastfeeding Series Group. Breastfeeding in the 21st century: Epidemiology, mechanisms, and lifelong effect. Lancet. 2016; 387: 475-490.

[7] http://www.bbc.com/news/magazine-32033409

[8] Bisgaard H, Stokholm J, Chawes BL, Vissing NH, Bjarnadottir E, Schoos AM, Wolsk HM, Pedersen TM, Vin ding RK, Thorsteinsdottir S, Folsgaard NV, Fink NR, Thorsen J, Pedersen AG, Waage J, Rasmussen MA, Stark KD, Olsen SF, Bonnelykke K. Fish oil-derived fatty acids in pregnancy and wheeze and asthma in offspring. N Engl J Med. 2016; 375(26): 2530-2539.

[9] Ota E, Hori H, Mori R, Tobe-Gai R, Farrar D. Antenatal dietary education and supplementation to increase energy and protein intake. Cochrane Database Syst Rev. 2015 Jun 2; (6): CD000032.

[10] http://www.who.int/elena/titles/nutrition_counselling pregnancy/en/

专栏 如何通过互联网获取正确的健康信息

[1] 医生创建的在线医学百科全书 "MEDLEY" https://medley.life/

[2] 有人认为WebMD的准确性可能存在问题，因为它在成立初期得到了很多公司的赞助。当然，与其他网站相比，WebMD倾向于推荐比较简单的治疗药物，该网站提供的基本信息，作者认为可信度还是比较高的。

[3] 世界卫生组织是联合国成立的专门机构，其宗旨是将人类健康视为基本人权之一，并实现这一目标。